365 Noites

Charla Muller
Betsy Thorpe

365 Noites

Resgatando o sexo no casamento

Tradução
Fal Azevedo

PRUMO
conhecimento

Título original: *365 nights: A memoir of intimacy*

Originalmente publicada pela Lennart Sane Agency AB.

Direção editorial
Soraia Luana Reis

Editora
Luciana Paixão

Editor assistente
Thiago Mlaker

Assistência editorial
Elisa Martins

Preparação de texto
Tereza Gouveia

Revisão
Cid Camargo

Capa, criação e produção gráfica
Thiago Sousa

Assistente de criação
Marcos Gubiotti

CIP-Brasil. Catalogação-na-fonte
Sindicato Nacional dos Editores de Livros, RJ

M923t Muller, Charla
365 noites / Charla Muller, Betsy Thorpe; tradução Fal Azevedo.
- São Paulo: Prumo, 2009.

Tradução de: 365 nights
ISBN 978-85-61618-79-7
1. Muller, Charla - Diário. 2. Sexo no casamento. 3. Pessoas casadas. 4. Comunicação - Diferenças entre sexos. 5. Intimidade - Psicologia. I. Thorpe, Betsy. II. Azevedo, Fal, 1971-. III. Título.

CDD: 306.87
09-0459. CDU: 316.812.1-058.833

Direitos de edição para o Brasil: Editora Prumo Ltda.
Rua Júlio Diniz, 56 – 5º andar – São Paulo/SP – CEP: 04547-090
Tel: (11) 3729-0244 – Fax: (11) 3045-4100
E-mail: contato@editoraprumo.com.br / www.editoraprumo.com.br

Sumário

A Oferta

Quando propus a meu marido fazer sexo todos os dias, por um ano, para comemorar seu aniversário de 40 anos, ele literalmente caiu de costas. Ele ficou tão surpreso que tropeçou no caminhão de bombeiros de nosso filho, que estava no chão, no meio da sala de tevê, e aterrizou em sua cadeira de couro.

Isso foi algumas semanas antes do aniversário de Brad. Eu estava confiante e entusiasmada em lhe contar sobre minha ideia deslumbrante. Do mesmo modo, mal podia esperar que ele a aceitasse.

Estendi a mão para ajudar Brad a levantar-se da cadeira e o conduzi até o sofá. Eu não havia lançado a ideia para ouvir uma reação negativa ou uma gargalhada dele. Assim, sentados um do lado do outro, olhei para ele e repeti a oferta – desta vez num tom mais lento e formal.

— Querido, gostaria de fazer sexo com você todos os dias em comemoração a seu aniversário de 40 anos.

Fechei os olhos, relaxei na almofada do sofá e esperei. Esperei o choque diminuir e a glória de minha oferta se tornar clara. Mas, para minha surpresa, Brad *recusou* minha oferta de intimidade diária em comemoração a *seu* aniversário.

— Você quer dizer que NÃO QUER FAZER SEXO COMIGO TODOS OS DIAS, por um ano? — declarei numa voz alta e estridente.

Tenho de admitir, eu estava quase chiando, emitindo aquele som estranho que as mulheres do sul dos Estados Unidos costumam emitir quando estão em total e completa incredulidade.

— Não é bem isso, meu bem. Só não quero que você se *sinta* no dever de fazer sexo comigo — disse Brad.

— Sou sua esposa. Claro que me sinto no dever de fazer sexo com você. Foi para isso que me casei com você — justifiquei.

— É uma ótima ideia, acho... só não imaginava que quisesse realmente dizer isso.

Aí insisti.

— E se eu realmente quisesse dizer isso? E se eu quero mesmo fazer sexo com você todos os dias, por um ano? Você diria mesmo NÃO para isso? — estava apavorada com a ideia!

— Claro que não. Mas tem certeza que pensou sobre isso e o que isso pode significar? Por que não pensa um pouco mais e aí conversamos sobre o assunto mais tarde?

Brad disse isso, dirigiu-se para o corredor e nossa conversa terminou. Sentei, atordoada, no sofá da sala de tevê, cercada pelas fotos das crianças e das nossas, no dia do casamento, no Natal e nas férias de verão nas montanhas. Era isso? Fim de papo? Eu ofereci o máximo – a essência da fantasia, e ele me diz "Não é tudo isso". Por que ele não estava pulando feito criança numa doceria? Por que não batia sua mão na minha, em comemoração? Sem beijos de alegria e gratidão nem frases do tipo "Você vai ganhar o prêmio de 'Melhor Esposa do Ano' com essa ideia, meu bem".

Em vez disso, caminhou calmamente pelo corredor e me deixou sozinha. Essa conversa demonstra por que amo meu marido e ao mesmo tempo sempre me surpreendo com ele. A maioria dos maridos não teria arrancado a roupa, em êxtase com a deliciosa ideia de realizar seus desejos sexuais diários? A maioria dos homens não teria corrido para o quarto, jogado as cobertas no chão e pulado na cama, pensando "os caras do clube não vão acreditar nisso". Bem, parece que não aquele com quem me casei.

Brad, que é dotado de uma habilidade sobrenatural de se dar bem comigo e de uma dose gigantesca de bom senso, queria que eu *pensasse* sobre o assunto. Bem, hum, eu *tinha* pensado sobre aquilo, e por isso achei que fosse uma boa ideia! Na verdade, acabei me sentindo rejeitada. Ele não estava interessado? Será que pensava que eu não conseguiria cumprir aquela promessa?

Eu não me sentia rejeitada por Brad pelo fato em si. Conheço bem meu marido e acho que ele conhece meus limites melhor do que eu e sabia que essa proposta podia ser cumprida. Sua resistência inicial não era uma observação sobre o presente e seu interesse em recebê-lo, mas sim sobre minha habilidade em cumpri-lo. Eu poderia ter ficado ofendida, é verdade, mas não estava. Ele me fez pensar com cautela sobre o que eu estava oferecendo e em como iria fazê-lo. Afinal, pode haver razão para tanta preocupação, porque sou uma pessoa de "grandes ideias", o que eu achava charmoso, mas agora percebo que pode ser caro e muitas vezes arriscado. Posso focar no conceito geral e ignorar os detalhes... então é tarde demais. Como nossa fotografia anual de família (uma grande ideia e um verdadeiro marco de recordação) que nenhum de meus parentes com menos de seis anos quer tirar (um detalhe pequeno, mas importante quando você está correndo atrás das crianças), ou nossas viagens a Nova York para mostrar a nossos filhos "A cidade que nunca dorme". Bem, essa viagem passou a ser daquelas que nunca terminamos de pagar. Mas meu argumento é ainda de que algumas vezes as pessoas que focam no "conceito geral" contribuem muito. Então, fingi que pensaria sobre o assunto. Não falamos mais sobre aquilo por uma semana, mas eu sabia que podia e conseguiria fazer o prometido. Sou esse tipo de mulher, ou pelo menos acho que sou.

A ideia de fazer sexo com meu marido todos os dias, por um ano, teve algumas origens. A primeira foi que queria dar a Brad algo original para seu aniversário de 40 anos. Queria dar um presente que ninguém, além de mim, pudesse dar. E intimidade – de todo e qualquer tipo – certamente se encaixava nisso. Todas as pessoas comemoravam os 40 anos com coisas grandiosas, caras e extravagantes, inclusive viagens fabulosas para o Caribe, com tudo pago, levando dez casais amigos, a participação numa maratona comemorativa dos 40 anos e um carro conversível azul de presente. Eu sentia que precisávamos do presente da conexão, um presente para nosso casamento de oito anos – dez anos de relacionamento –, não algo que acabaria depois das férias, que perderia a cor com o uso ou nos deixasse com indigestão.

Havia também algo especial sobre esse aniversário. Chegar aos 40 anos tem seu significado. Essa idade que foi, por muito tempo, considerada "meia-idade" (pense em como seus pais pareciam velhos quando tinham 40 anos) e de acordo com um mito urbano é a época em que os homens se interessam por casos extraconjugais e carros velozes, e as mulheres por Botox e lipoaspiração. Não é aos 40 anos que todo mundo entra em desespero para parecer jovem, em forma e atraente? Nesse contexto, talvez fazer sexo todos os dias com o marido não pareça algo tão maluco assim.

Deixando de lado o medo de envelhecer, entretanto, você percebe que 40 é um número legal. Uma gestação dura quarenta semanas (embora pareça mais, não é?). Noé permaneceu na arca por quarenta dias e quarenta noites. Maomé recebeu a primeira revelação de um anjo aos 40 anos. Cristo foi tentado no deserto por quarenta dias. Para um banho purificador (*mikvah*), num templo judaico, são necessários quarenta galões de água. Em termos espirituais e científicos, existe muita coisa que se refere ao número quarenta – e o fato de você estar a meio caminho dos 80 não é pouca coisa.

Mais do que nunca, as pessoas chegam aos 80 anos. Hoje, se você ficar casado com a mesma pessoa, poderá ter um casamento de 60 anos. Há poucas gerações, as pessoas se casavam cedo, enlouqueciam e depois morriam. Atualmente, temos de aprender a manter um casamento renovado por assustadores 60 anos! Território novo, amigas. Agora, se você não pode sobreviver à comichão dos sete anos e à urticária dos quinze, pode ser que nunca tenha uma festa de bodas de ouro organizada em sua homenagem, péssima, mas amorosa.

Para o aniversário de 40 anos, Brad fez planos para celebrar com uma viagem de golfe organizada com seus três melhores amigos da faculdade. Não invejei sua viagem (o pobrezinho não exige muito), mas eu não estava em posição de lhe dar outro presente material. Nenhum relógio extravagante (ele não usa relógio), nenhuma caixa de charutos finos (ele não fuma), nenhum carro novo (ele já tem carro, não muito novo, mas que funciona bem). Nem ele quer de fato essas coisas (a não ser o carro talvez), na verdade, não é do tipo que sabe tudo dos últimos lançamentos de aparelhos eletrônicos ou que gosta de ostentar alguma joia cara.

Quanto mais eu pensava no que seria um presente verdadeiramente especial para uma pessoa que completasse 40 anos neste planeta, mais chegava à conclusão de que, bem, eu esperava, que seria difícil superar intimidade com o cônjuge todos os dias, durante um ano. As amigas que depois souberam de meu presente para Brad ficaram perplexas com a extensão – um ano inteiro? Por que não uma semana ou um mês? Era como se elas quisessem me dar um tapa na cabeça e gritar "Pelo amor de Deus, o que você estava pensando?".

Eu estava pensando grande e arriscado, meninas. Eu queria fazer algo tão emocionante e diferente que Brad *nunca* esqueceria o que lhe dei no aniversário de 40 anos. E como não era, por assim dizer, algo tangível – um relógio no pulso, um carro na garagem, um taco novo de golfe – então, a lembrança disso tinha de ser muito significativa. Não queria que ele tivesse de parar e refletir profundamente para se lembrar do que aconteceu no aniversário de 40 anos. Não, eu queria que esse presente o envolvesse com toda a sua grandiosidade sempre que ele pensasse nele. E queria que ele sorrisse cada vez que lembrasse.

Esse presente era meu modo pessoal – muito pessoal – de mostrar a meu marido o quanto estava comprometida com nosso casamento. Eu tinha ficado fora do ar por causa de um período de uma boa e velha depressão, dois anos antes de Brad completar 40 anos. Como a depressão é capaz de fazer, ela escancara todas as suas falhas e feridas, revelando-as a você de forma esmagadora. Percebi qual era – e, mais importante, qual não era minha essência. E, no território de meu casamento, descobri que me casara com um homem firme, decente e amoroso e que Deus certamente abençoara essa união. Eu não tenho certeza do que era pior – sofrer de depressão ou assistir à pessoa a quem você ama lutar contra ela e afundar sua vida familiar. A maneira como meu marido me tratou naquele estado, com apoio incondicional e gentileza, foi impressionante. Não sei se teria feito o mesmo por ele numa crise. De uma forma estranha, sou grata por ter sido eu e não ele a lutar contra a depressão, porque seria uma esposa impaciente, frustrada e insolente, implicando com ele para que parasse logo com aquilo.

Depois de um ano (ou dois) desesperadamente fora de minha condição normal, essa oferta era uma confissão de que eu também estava comprometida com a ideia de restabelecer um casamento próspero, feliz e estimulante. E, embora nós tivéssemos chegado a uma situação confortável, sentia que nossa situação cômoda não estava funcionando. Por causa de muitos obstáculos que a vida pusera em nosso caminho, a intimidade havia acabado, como a caixa de biscoitos escondida no fundo do freezer, atrás das pizzas congeladas. Você sabe que os biscoitos ainda estão lá, mas não os aproveita tanto quanto poderia. Tirá-los de onde estão, debaixo do lombo de porco, pode ser chato; algumas vezes, longe dos olhos é mesmo longe do coração.

Vou ser clara: nós nunca fomos um casal com muita intimidade. No ano em que nossa filha nasceu, acho que meu marido podia contar nos dedos das mãos e dos pés (talvez só das mãos), o número de vezes em que fizemos sexo. Conto isso a você para reiterar o quanto éramos dolorosamente medianos em termos de intimidade. O sexo era bom quando fazíamos; só não fazíamos com tanta frequência. Nossa vida sexual naufragou logo depois da lua-de-mel, com a chegada de nossa filha, 13 meses depois do casamento. Obviamente era um ponto doloroso e silencioso ocasional entre nós, já que meu marido, graças a Deus, convenceu-se, pelo bem de sua sanidade, que qualidade era mais importante que quantidade. Fui grata por essa atitude, mas sabíamos que ele estava se enganando. E me enganava, dizendo que sexo não era importante para o modo como me sentia como esposa e para nosso relacionamento. Havia tensão sobre esse assunto, mas pouco tempo para contemplação, pois 23 meses depois eram dois bebês e não apenas um.

Assim, nossa vida sexual estava quase no abismo quando nos aproximamos do aniversário de 40 anos de Brad, e eu queria que ele soubesse que estava desejosa e feliz em promover uma grande reviravolta por ele. Por nós. Queria que esse presente mostrasse que eu valorizava-o e nosso relacionamento, de modo a fazer algo maluco, como tentar fazer sexo todos os dias por um ano. Sexo por uma semana? Com certeza factível, provavelmente passível de ser esquecido. Sexo por um mês? Bem, certo, um pouco mais desafiador. Mas sexo por um ano? Ah, agora isso era de tirar o chapéu. E era isso que eu queria dar a ele.

A outra boa notícia sobre essa oportunidade de mudança de vida, melhora de humor e construção de relacionamento? Ela não custava nada em termos monetários. Não era uma ideia mirabolante que exigia que tirássemos nossos filhos da escola, deixássemos nosso emprego, mudássemos para o Alasca e vivêssemos num iglu. Nós não teríamos de fazer uma segunda hipoteca da casa para financiar uma viagem ao redor do mundo e fazer aulas de idiomas – *parlez vous français*? – antes de partir. Nós não precisávamos mudar de vida para *mudar nossa vida*. Podíamos manter o emprego, criar nossa família, manter nossas amizades, mas nosso casamento como um todo poderia mudar. E era tudo dentro da lei...

Essa minha ideia maluca atendia a todos os critérios de um ótimo presente – inesperado, atencioso, memorável, econômico e especialmente apropriado à pessoa que vai recebê-lo. Eu me sentia como se devesse isso a meu marido? Com certeza não. Mas queria que ele recebesse esse presente e queria impulsionar meu relacionamento da mesma maneira que a firmeza dele tinha me incentivado quando precisei dele. Apesar de nossas diferenças, Brad (o Estável) e eu (a Garota de Ideias Geniais), na maior parte do tempo, formávamos uma boa equipe. Nasci e fui criada no sul dos Estados Unidos; ele, o Estável, cresceu nos arredores de Cleveland. A Garota de Ideias Geniais frequentou uma universidade pública gigante; ele, o Estável, cursou uma faculdade particular liberal de artes. Eu sou barulhenta e irreverente... bem, certamente você já adivinhou que ele é firme e despretensioso. E só para começar, eu realmente amava esse cara.

Uma semana depois, abordei Brad de novo – alguns dias antes do aniversário. O tempo estava passando, e precisávamos colocar o plano em prática.

— Andei pensando sobre o assunto e ainda desejo fazer sexo todos os dias, por um ano, como presente de seu aniversário. Você topa?

— Claro que sim, é um ótimo presente! Só quero que tenha certeza que se sente confortável com a decisão.

— Claro que me sinto confortável, a ideia foi *minha*!

Ele sorriu, relaxando com a perspectiva.

— Como vamos fazer?

Desanimei.

— Como assim, como vamos fazer? Faz tanto tempo assim que não fazemos sexo que está dizendo que se esqueceu de como se faz?

Brad corou.

— Não. Quero saber os detalhes, as especificidades. Tem algum parâmetro para esse acordo?

— Bem, na verdade, tem sim. Obrigada por falar nisso. — E expliquei.

Vamos conversar e planejar nossa intimidade. Não é possível ser casado, ter emprego, filhos para alimentar, uma casa para cuidar e conseguir relações apaixonadas e espontâneas... todos os dias. Simplesmente não funciona. É possível decidir, espontaneamente, fazer as unhas na volta do trabalho ou telefonar para um amigo de faculdade que mora em outra cidade só para dizer "oi", mas não se pode, espontaneamente, ter uma relação sexual apaixonada e ardente no modelo "casados com filhos". E aqueles que são casados e têm filhos e dizem que conseguem e fazem... desconfio. Isso foi difícil de admitir para meu marido, que fica agarrado às memórias de nosso tempo de namoro quando as crianças, os financiamentos e as tarefas domésticas não interferiam na habilidade de ter um momento de paixão a qualquer hora.

Brad reclamou que conversar sobre sexo diminuía o encanto.

Bobagem, eu disse. Como vou me deitar cedo e Brad vai para a cama tarde, o horário é importante. Nada é mais irritante para mim do que entrar numa hora de sono profundo, obtida com dificuldade, e sentir alguém se aproximando e buscando uma chance.

Sincronismo diário requer refinamento, outro ajuste necessário. Portanto, a televisão não triunfa sobre intimidade. Essa regra funciona por duas razões. A primeira é a inegável e nobre defesa de que qualquer coisa no horário nobre da televisão *não* é mais importante do que me conectar ao meu marido de uma maneira significativa. A segunda é que nós temos gravador de DVD, o que é fundamental em qualquer tipo de organização de tempo. Agora meu marido pode apertar a tecla "pause" no jogo de futebol, eu posso marcar a página do livro que estiver lendo, e nós podemos ter uma deliciosa aventura e, então, retornar ao que estava em andamento. Rapidinhas contam. Na verdade, prefira as rapidinhas com frequência, se você estiver fazendo sexo todos os dias.

Outra regra é que ambas as partes podem recusar o sexo. Confesso que, como boa garota sulista, não acho educado dar desculpas cancelando a festa que planejei. Então deixaria de fazer sexo apenas sob pressão física ou emocional. E tinha de supor que meu marido nunca, *jamais*, em tempo algum (ou, pelo menos, nos próximos 365 dias) recusaria algo "tão incrivelmente impressionante" (palavras dele, não minhas).

— Então, essas são as regras básicas. O que acha? — perguntei.

— Acho ótimas, mas tenho mais perguntas.

— Ok, mande para cima de mim — respondi. — Ops, sem trocadilho.

— E quando eu estiver fora da cidade? Ou você estiver fora da cidade... ou inativa, digamos.

— Hummmm, sim. Vou pensar no assunto — eu disse.

Assim como aprender bons hábitos de estudo pode prepará-lo para o "gosto pelo estudo por toda a vida", precisávamos trabalhar nas questões básicas. E talvez, se trabalhássemos nas regras básicas, eu desenvolveria um gosto pelo sexo diário por toda a vida. Ouse sonhar, certo?

Então, de volta às regras básicas – quando Brad estiver viajando, obviamente, não faremos sexo. E, por favor, sexo por telefone não me agrada nem um pouco, nem faz parte do espírito do presente. A questão é a conexão física e emocional com o cônjuge, não uma conversa de travesseiro a longa distância.

Na verdade, o esquema de viagens de Brad não é tão pesado, e concordamos em tentar "compensar", embora não seja exigido, nem rastreado ou contabilizado. Sem contagem de "lençóis" para nós. Sem críticas de cada lance.

Isso nos leva a outra definição bastante delicada do que se considera sexo e do que não conta. Bem, se imaginarmos a situação como uma equipe esportiva, tínhamos uma definição bastante liberal do que contava como conexão, mas ela exigia a participação ativa de ambas as partes (isto é, as duas partes tinham de estar acordadas, do contrário não valia). No que diz respeito a outras questões (você sabe, claro, menstruação ou uma UTI ocasional)... tentaríamos dar um jeito conforme aparecessem. Claro, um método anticoncepcional confiável é também necessário. E se eu estivesse realmente, *mesmo*, com dor de cabeça, resfriado horrível ou algo parecido, claro, não teríamos sexo. O presente não tinha a intenção de ser uma maratona ou um tipo de concurso para bater um recorde, mas uma tentativa ponderada e sincera de nos ligarmos por meio da intimidade e conexão diárias.

Uma vez comprometidos com a base teórica desse acordo, Brad voltou para a leitura do jornal, e eu fui esvaziar a lava-louça. Não havia grande coisa a fazer. Não celebramos o presente antecipadamente, embora quisesse um tipo de celebração inicial. Um pouco de champanhe teria sido bom, porque champanhe é sempre bom. Em vez disso, sentia como se apenas tivéssemos passado para a próxima tarefa a ser feita. Presente de aniversário – tique na lista.

Enquanto separava garfos e colheres de plástico com formato de animais, fiquei pensando. Eu simplesmente supus que o presente melhoraria nosso relacionamento, mas e se não melhorasse? E se fosse um erro como meu fracasso ao descolorir o buço? E se não conseguisse ir até o fim? E se Brad não conseguisse? E se não trouxesse nenhuma melhora ao relacionamento e criasse estresse? E se ficássemos enjoados disso e um do outro? E se uma intimidade maior não fizesse nenhuma diferença? E, embora achasse que essa experiência não pudesse causar grandes estragos, talvez abotoaduras bonitas surtissem o mesmo efeito. Quero dizer, em determinado nível eu sabia que Brad nunca faria algo maluco como me abandonar – salvo se acontecesse algo horrendo como infidelidade –, ele me disse. Mas, em outro, não acreditava tanto nisso. Não que não acreditasse *nele* – sabia que sua declaração apaixonada era de coração. Ao contrário, em primeiro lugar, eu suspeitava da habilidade de qualquer pessoa racional fazer essa afirmação. Como podemos saber como a vida será daqui a dez, 20 ou 30 anos? Estava comprometida com a ideia de permanecer casada, mas, por mais banal que pareça, simplesmente não existem garantias, apesar de os votos de casamento dizerem o contrário. De alguma maneira, isso me deixou em alerta – me jogou fora da complacência matrimonial e dentro dessa experiência, acredito. Mas e se pulei do pote da complacência para o fogo do "Ah, não! Que porcaria que fiz?". Claro que ficaremos mais próximos, pensei, como *deixaríamos* de ficar? Estava ficando um pouco apavorada e me ocorreu mais de uma vez, à medida que o aniversário de Brad se aproximava, que talvez houvesse alguns assuntos que eu deveria ter considerado antes. Hum... vamos para uma retrospectiva histórica.

Julho:
Fogos de artifício

— Querido, e se a gente não gostar? — perguntei.

Ele desviou os olhos do jornal, distraído:

— Não gostar do quê?

— De fazer sexo todos os dias...?

Ele sorriu.

— Não sei você, mas no meu caso... acho quase geneticamente impossível eu não gostar de fazer sexo todos os dias.

Ele fixou o olhar mais intensamente, tentando ler o que se passava comigo.

— Você está mudando de ideia?

— De jeito nenhum! Estou só... — hesitei e depois continuei — pensando em algumas coisas.

— Não sei, meu bem, parece que está voltando atrás. É só falar que saímos para jantar, um jantar romântico de aniversário, só nós dois, e assunto encerrado.

Era um mau começo do aniversário de Brad. Estávamos em férias nas montanhas, como fazemos todos os anos, na casa de meus pais. Um sonho, não? Ainda é melhor... Além de meus pais e meus filhos, estavam meu irmão, a esposa dele, o filho pequeno e o bebê – um negócio de família, para dizer o mínimo. *Trés romantic*, não? Não era exatamente um local recluso, um ninho de amor para começar o presente de fazer sexo com seu marido diariamente, por um ano, mas presente de aniversário é presente de aniversário, certo? Era uma tradição nossa passar a semana da independência dos Estados Unidos na gloriosa cidade montanhosa de Asheville. Nem mesmo a oferta cancelaria essa viagem. Talvez tenha sido justamente ao dormir em meu velho quarto no dia 2 de julho, a noite anterior ao aniversário de Brad, que me fez pensar se eu teria sucesso na empreitada. O quarto havia sido reformado depois que saí da casa de meus pais, mas minha flauta ainda estava no armário, junto com meus álbuns de recordação da escola e meu vestido de casamento, lavado a seco e embalado. Só Deus sabe para quem.

Cercada pelos pertences de velhos sonhos e coisas deixadas de lado, tive dúvidas prolongadas enquanto inspecionava o local destinado à nossa primeira tentativa de intimidade diária. Isto é, se eu pude jogar fora meu compromisso diário com a flauta tão facilmente (fiz isso... num golpe), não poderia, da mesma forma, facilmente descartar essa coisa toda de prazer por 365 noites? Não queria que Brad pensasse que eu estava renegando minha oferta, porque não estava, mas queria de fato ser honesta com ele. E se não conseguíssemos, e se, em vez de ser um grande ano como eu previa... fosse o ano em que Brad riu e disse: "Querida, lembra quando me fez aquela ótima oferta e depois desistiu doze dias depois?".

Argh.

A sugestão de Brad de deixar minha oferta para seu aniversário de lado e substituí-la por um delicioso jantar parecia boa, mas seria meramente adequada, e nós dois sabíamos disso. Respirei fundo algumas vezes, me concentrei, e voltei para a Zona do Sexo Todos os Dias. Eu podia fazer aquilo. Eu tinha prometido uma ação séria e única a meu marido e não podia voltar atrás com minha palavra.

Aquele episódio me lembrou de uma época durante o noivado quando recusei fazer sexo com ele por uma razão diferente. Brad tinha sido noivo antes de nos conhecermos e isso me irritava um pouco, não porque me preocupasse com sua ex-noiva, mas se ele mudasse de ideia de novo e não quisesse se casar?

— Eu não vou mudar de ideia — ele me disse dezenas de vezes com extrema paciência.

— Como você sabe? — perguntava. — Você achava que tinha certeza da primeira vez? E se não estiver certo desta vez?

— Porque eu sei. Já passei por isso. Porque sei como é ter certeza. Saiba que não há nada que me faça desistir.

— De verdade? Nada?

— Nada.

E essa conversa mudou o rumo de nosso relacionamento. Dali em diante, me esforcei para assegurar que esse homem adorável que nunca, jamais me deixaria, tivesse uma vida maravilhosa, mas por minha causa. E, embora às vezes eu tivesse falhado terrivelmente, ele teve fé em mim. Eu havia tentado meu marido com essa oferta de minha própria autoria, e ele me disse que não me deixaria cumpri-la, a menos que realmente quisesse. Essa era toda a segurança de que eu precisava. "Não seja tola. Vai ser ótimo." E com isso, eu estava pronta.

Havia muito a preparar para o aniversário real, quero dizer. Além do aniversário de Brad, minha família se reunia para comemorar o aniversário de meu irmão e de minha filha. Estávamos cercados de uma atordoante quantidade de jantares de aniversário, bolos, comemorações e presentes. Por conta do dia da independência dos Estados Unidos, vermelho, branco e azul eram as cores usadas, o que sempre aborrecera meu irmão, que jura que cobertura de bolo vermelha tem um sabor diferente. Ele deve saber, pois teve um bolo de aniversário vermelho, branco e azul nos últimos 34 anos.

Desfiles da independência no 4 de julho, almoços no jardim, fogos de artifício e aniversários em família, essas são as típicas férias de julho com os Mullers... Uma grande e feliz reunião de família. Mas neste ano as coisas pareciam diferentes para mim. Claro, estava nervosa sobre meu presente para Brad, mas também animada. Nunca havia concordado com um compromisso antes que não tivesse fracassado. Além de emprego e casamento, não consigo me lembrar de nada que tenha feito por um ano inteiro – por escolha própria.

"Como você vai fazer isso?", eu me perguntava. Existem tantas variáveis para administrar – tempo, energia, disponibilidade, crianças intrometidas, telefones tocando, trabalho doméstico – a lista de distrações não tem mesmo fim. Embora Brad e eu tivéssemos pensado na logística antecipadamente, o mais bem estudado dos planos pode sair errado. Em geral, nossas férias na montanha incluíam jantar com amigos, muito tempo na piscina, golfe para os rapazes, algumas compras e conversas sérias em família com meus pais e meu irmão. Agora, nós tínhamos de incorporar um local de encontro amoroso diário a um quarto lotado de toneladas de lembranças, incluindo uma enorme camisola do tempo do ginásio guardada na gaveta, pronta para ser usada, com a estampa de uma casquinha de sorvete gigante cor-de-rosa e os dizeres "amanhã começo a dieta". Aquele quarto, definitivamente, não inspirava romance, e ainda era ligado ao quarto de nossos filhos pelo banheiro.

Mas, apesar de minhas preocupações, esse retiro anual nas montanhas tornou-se uma reintrodução alegre, doce e divertida à intimidades mais avançadas. A única pergunta que tínhamos de responder era: "Faremos sexo nesta manhã, nesta tarde ou nesta noite?". Eu relaxei sobre as chances de nossos filhos nos interromperem. Estavam tão envolvidos com os primos, os avós e todas as brincadeiras, diversões e jogos disponíveis que não pensariam, nem por um momento, onde estaríamos. Na verdade, havia tanta bagunça e diversão na casa que ninguém notou nossa ausência quando subimos para o quarto para ficar a sós. Fico feliz em relatar que conseguimos iniciar o presente de um modo definitivamente romântico, mesmo enquanto estávamos nas montanhas com minha família inteira. Algum dia as surpresas acabam?

Alguns dizem que é muito fácil ser feliz no casamento durante as férias, mas é muito mais difícil ter sucesso no mundo real. É por isso que a lua-de-mel foi inventada, não acha? É claro. Nas férias, o estresse do cotidano se ofusca na obscuridade de estar juntos. Não há lição de casa para terminar, não há sanduíches para embalar, não há roupas para lavar, nem reuniões com os funcionários nem relatórios de conferência para escrever. Em vez disso tinha golfe, massagens, longas caminhadas, jantares mais longos, ótimo vinho, leitura do jornal, quebra-cabeça e a oportunidade de dormir até mais tarde (mas quem consegue dormir até mais tarde hoje em dia?). Mesmo voltando das férias, você ainda pode aquecer-se no calor do ótimo período juntos (até que seus filhos tenham enjoo na viagem ao descer a montanha). Mas as lembranças permanecem. E, em nosso caso, as lembranças de nossas férias de verão em Asheville permaneceram também.

Entretanto, quando nossa caminhonete estacionou na garagem, as doces férias estavam acabadas. É incrível a rapidez com que o entusiasmo das férias se esvai com 43 mensagens na caixa de entrada de seu e-mail, mais 13 na secretária eletrônica, um gato convulsivo que está louco porque você o deixou e mais louco porque você voltou para casa, quilos de correspondências empilhadas na bancada quase desmoronando, algumas plantas mortas e um leve cheiro estranho na casa (sei que já sentiu também, não negue).

Era o momento crítico – eu tinha de descobrir como viver o caos cotidiano e manter minha promessa ao meu marido.

Então parti do ponto mais lógico – minha lista de tarefas. Como qualquer pessoa que equilibra casamento, filhos, marido, carreira quase perfeita, casa, compromissos da igreja, compromissos da pré-escola e uma saída ocasional noturna com as amigas, fiquei com cãibra na mão antes de terminar a lista. A propósito, minha lista de tarefas é uma obra de arte. É manuscrita e semanal, contendo três áreas-chave – uma lista de coisas a fazer no dia-a-dia; uma lista de coisas que preciso que sejam feitas em qualquer dos dias; e uma seção para o trabalho com todos os meus compromissos profissionais. Comparo meu calendário com a lista semanal de coisas a fazer para ter certeza de que eu não esqueci de nada, e essas duas ferramentas me acompanham em quase todos os lugares. Por isso, bato o olho no calendário e sei exatamente o que vou fazer em cada dia, semana e mês (pensei em cada minuto, mas tudo bem, é exagero).

Apesar de toda essa preparação para minha vida, você ficaria surpresa com o tanto que ainda esqueço e não consigo fazer. E não zombe de mim e pense que, se tivesse um celular com agenda, um I-Phone ou um Palm Pilot, eu faria tudo e ouviria os constantes toques sonoros como lembretes. Primeiro, eu não sou esse tipo de pessoa. Preciso de uma ampla visão do panorama para ver o que está em andamento, e aquela tela minúscula com aqueles movimentos de polegar simplesmente não é para mim. Há algo terapêutico em escrever tudo. Segundo, de qualquer forma, os planejadores de alta tecnologia se perdem tanto quanto eu.

A programação de Brad como diretor de marketing de uma grande companhia é bastante consistente. Ele sai cedo de casa, e a menos que tenha alguma emergência maluca no trabalho, ou um jantar de negócios, ele chega em casa às 6 da tarde, no horário de nosso jantar, todos os dias. Desse modo, nossas oportunidades para sexo são: manhã, antes de ele sair para o trabalho e as crianças acordarem; ou noite, depois que as crianças dormem; e nos fins de semana, quando os planetas se alinhassem e nossos filhos tivessem um convite para brincar e/ou uma festa de aniversário e pudéssemos ficar em casa... *sozinhos*. Como não sou uma pessoa matutina e nossos filhos acordam e logo se aprontam para a escola, tinha certeza de que restaria a noite para fazer nossa festa.

Isso significava que eu tinha de me organizar. Brad e eu nem sempre concordávamos em como administrar a casa – e ainda discordamos. Chegamos ao acordo de que nenhum de nós era muito bom nisso no princípio (e minha mãe argumentaria que ainda não somos). Negociar prioridades e tarefas domésticas era difícil, como tudo que simboliza poder e controle. Existem algumas coisas que ele faz – cortar a grama ocasionalmente, recolher o lixo e os recicláveis, pagar as contas, abastecer os carros –, algumas coisas que faço – cozinhar, fazer as camas, lavar e passar a roupa, regar as plantas – e outras coisas que fazemos juntos – esvaziar a máquina de lavar-louça, colocar as crianças na cama, dar uma arrumada geral e assim por diante. Chegar ao ponto onde pudéssemos ter noites tranqüilas de "nosso tempo", em que as crianças não acordassem chorando e as contas não estivessem sendo separadas e arquivadas, levou alguns anos de tentativa e erro, mas foi uma vitória que nos conduziu alguns passos mais perto do presente. Então, nas questões logísticas-chave, alinhamos os planetas a nosso favor.

Uma coisa que não se encaixa em meu calendário ou na lista semanal de tarefas é a faxina. Simplesmente não se trata de uma prioridade importante nem sou boa nisso. Entretanto, gosto de tudo arrumado e organizado, o que é bastante diferente de limpo, de acordo com minhas amigas maníacas por limpeza. Deixo Brad maluco quando varro a sujeira, o pó e os insetos mortos para o canto da parede coloco a vassoura por cima como se escondesse o que está embaixo. O montinho fica ali por dias, e adiciono a pilha de varridos, até que finalmente Brad recolhe com a pá "quilos" de sujeira e restos e os joga na lixeira.

— Você fez noventa porcento do trabalho! Não entendo por que não completa o serviço!

Ah, coisa de minha vida, amigo. Na verdade, adorava quando minha amiga mudava para uma casa mais velha, num bairro histórico mais velho e dizia: "Você sabe do que mais gosto nesta casa? Ela tem pó nos cantos... e sempre terá. É assim que as casas velhas são". Concordo totalmente.

Mas como eu disse, sou organizada. Como a maioria das mães, para mim a ordem vem da necessidade, porque ela proporciona certo grau de sanidade. Não era sempre assim. Na verdade, era relapsa em grandes proporções em minha vida de solteira. Conseguia manter meu trabalho profissional em dia, apesar da pilha de roupas no chão, da correspondência ainda fechada (contas?), da roupa para lavar mofando e dos três centímetros de pó nas cúpulas dos abajures (achava que o abajur tinha *dimmer*!). Aconteceu até um fato constrangedor no último ano de faculdade, quando troquei os lençóis apenas uma vez no *semestre* todo. Totalmente repulsivo, eu sei ...mas na cama superior do beliche era muito difícil... dizer que não estavam na melhor forma. Minha mãe foi me visitar na faculdade, num fim de semana dos pais, e ficou tão horrorizada que mandou lavar os lençóis e os colocou de volta no dia seguinte.

Mas isso não ocorre mais. Como trabalho dois dias da semana das 9 às 5 no escritório, faço teleconferências, verifico e-mails e retorno ligações dos dias em que não estou no trabalho, fico sempre conectada com o trabalho. Mas também tenho duas babás diferentes: às terças-feiras, vem minha sogra; a outra babá, comigo há muito tempo, vem às quartas. Por elas e para mim é importante ter boa dose de ordem, de modo que a lista de coisas a fazer quilométrica possa ser seguida e executada. E como meus filhos sempre me dizem que não gostam da minha "voz de mãe brava", decidi fazer o que posso para que os dias corram de forma mais suave (e tardes e noites, nesse aspecto). Todo mundo fica um grau ou dois mais feliz com tudo arrumado, então, posso usar minha voz artificialmente doce de "mãe fofa". Para mim, isso significa uma cozinha impecável, uniformes arrumados, mochilas guardadas no armário e uma quantidade razoável de roupa limpa empilhada no chão de meu quarto à medida que preciso.

Sou bastante atenta ao horário de as crianças irem para a cama. Como minha filha de sete anos entra na escola num horário improvável (7h30) e como nós nos levantamos por volta das 6h30, meus filhos jantam, tomam banho e vão para cama até 7h30 da noite, todas as noites (com uma margem de trinta minutos a mais ou a menos). As amigas me ligam depois das 7h40 – "Sei que não é um bom horário, mas...". Na verdade, é bom, eu penso, enquanto afundo no sofá e coloco os pés para cima. Meus filhos estão na cama, possivelmente até dormindo, tudo sob controle.

Embora o dia seja um vendaval de dramas, lágrimas, atividades, tarefas, telefonemas, transporte das crianças para a escola, e-mails e o desafio crônico de colocar um jantar comestível na mesa, as noites são bastante controláveis – *depois* das 7h40 da noite. E, embora eu corra para ter tudo organizado à noite, consigo ter uma hora mágica. Se não estiver limpo, separado, enfiado num cantinho (ou em algum lugar bastante perto disso) até as 8 da noite (certo, 7h40), não será limpo, enfiado num cantinho ou em algum lugar perto disso. Estarei num canto do sofá, tentando recuperar a sanidade assistindo a alguma coisa alienante na tevê. É lógico, eu poderia planejar meu controle do mundo ou costurar meias (minha mãe uma vez me perguntou onde eu colocava o cesto de roupas que precisavam ser costuradas..., dá para aguentar isso?), fazer aula de pintura, tentar novas receitas, mas preciso de um tempo inativo, o que significa colocar a vida em *standy by* e um controle remoto na mão.

Isso é raro, eu sei. Minhas amigas que trabalham em período integral começam a jantar às 7h30; e as amigas, cujo marido trabalha longe de casa, reclamam que ir dormir antes das 9 da noite significa não ver o marido e os filhos não verem o pai. Mas, por enquanto, meus filhos precisam de dez a doze horas de sono, assim não têm atividades no começo da noite, e Brad tem um trabalho e um transporte que o deixa em casa as 6 horas para o jantar. Minha vida dificilmente pode ser descrita como perfeita, mas, nesse ponto, não tenho queixa. E, exceto por algum episódio ocasional, quando minha filha se convence de que vai vomitar por causa de algum chiclete desconhecido, e depois de todo lamento e drama arrota alto e vira para o lado e dorme, tudo funciona bastante bem.

Antigamente, antes do início dos encontros diários, eu me colocaria diante do computador, ficaria horas, inconsciente, diante da tevê ou leria. Brad faria o mesmo – temos duas tevês, dois computadores e muitos livros. Algumas vezes, assistíamos à tevê ou líamos juntos; outras, cada um ficava no seu canto. Quando não estávamos fazendo sexo regularmente, Brad ficava sempre pensando se faríamos sexo em algum momento no mês, e ficava me sentindo culpada, pensando quando teria tempo, energia ou desejo para ter sexo em algum momento no mês. O sexo permeia *mais* um relacionamento quando se faz sexo. Mesmo um abraço no sofá era, às vezes, carregado de tensão – era uma preliminar ou apenas um abraço? Ele espera que esse fantástico beijo seja mais do que um fantástico beijo?

Embora eu estivesse muito nervosa sobre como esse projeto de um ano se encaixaria em nossa vida, descobri que tínhamos, de fato, tempo para intimidade, e que o fato de fazermos sexo todos os dias elimina a tensão. Ainda tenho meu período inativo, de relaxamento, e Brad tem o dele, e aí nos encontramos e temos alguns momentos picantes no quarto.

Uma vez que reconheci que costumava tentar e desviar do sexo e percebi o quanto Brad estava mais feliz com o resultado de nosso acordo diário, perguntei-lhe o que pensava sobre minha "dança de esposa desviante". A resposta simples de Brad me chocou.

— Meu bem... é um saco ser rejeitado o tempo todo.

— Não entendo... não deveria levar isso para o lado pessoal — me encolhi.

— Por que não? Sou seu marido. Para que lado você quer que eu leve? — respondeu categoricamente.

Bem, essa é uma pergunta muito, muito boa.

Minha intenção não era rejeitá-*lo* em si, mas, em vez disso, rejeitar seu pedido de intimidade. Nunca me ocorreu que ele tratasse os dois lados como se fosse um. Mas quando eu recusava a intimidade com ele, era uma recusa pessoal para Brad, e me arrisco a dizer que não é o único homem a sentir o esmagador prelúdio da rejeição, sobretudo quando se empilha dia após dia como bilhetes amassados. Eu me senti mesquinha. Brad não é o tipo que reclama e, embora houvesse uma certa tensão entre nós antes do presente sexual, não brigávamos o tempo todo por causa da falta de intimidade. Ele não estava se aprumando e gritando sobre seus direitos de marido ou exigindo que eu reconhecesse seus sentimentos sobre o assunto. Para mim, Brad era esse tipo alto, macho, quieto, cujos sentimentos não poderiam ser feridos... e, especialmente, não deveriam ser feridos quando se trata de sexo. Errei ao supor que ele não se importaria com meu "esta noite não" e logo intuiria que eu estava cansada, estressada ou simplesmente não estava com vontade.

Fui enganada pelas aparências, admito.

Embora me sentisse péssima pelo fato de não poder mudar o modo como me comportei no passado, podia fazer algo sobre o aqui e agora. Eu tinha realizado uma grande mudança. Agora estava fazendo com meu marido... a Dança do Sexo Diário.

Naquele primeiro mês, anotei mentalmente como a coisa estava indo: pura e simplesmente, meu marido amou, como era esperado. Ele ficou tão absurdamente feliz que estava quase sempre radiante. Eu? Bem, eu estava radiante também... impossível deixar de ficar feliz vendo seu marido andar com mais balanço, sabendo que teve uma pequena participação nisso? Antes de 3 de julho de 2006, nunca houve um dia (ou noite, ou fim de semana, digamos) em que, após fazer sexo com meu marido, tenha considerado uma perda de tempo. Ao contrário, quando fazíamos, e fazemos sexo, costumo dizer: "Nossa, como é bom. Deveríamos fazer mais vezes". E Brad morre de rir. E agora que fazemos todos os dias, ainda me sinto assim, só que agora não preciso mais da parte "mais vezes".

Notei, com certeza, o quanto ficamos mais sintonizados um com o outro. Sei que parece piegas, mas é verdade. Meu marido se sente mais conectado comigo porque conseguimos fazer todos os dias, e me sinto mais conectada com ele porque agora, de fato, me entende. O quanto isso é bom? Meu marido é uma ótima pessoa, ótimo marido e pai, e não entrei nesse acordo para corrigir um tipo de comportamento bizarro dele. Brad é muito estável, não faz drama, não choraminga nem reclama (a menos que seja um fim de semana e seu amado time de futebol esteja perdendo). Ele desempenha bem todos os papéis – pai, marido, funcionário, filho, irmão –, com autoconfiança e firmeza. Nada o tira do sério. Mas meu marido continua ótimo, como sempre foi, e melhorado.

Eu me beneficiei de seu novo *eu* energizado quase que imediatamente. O fim de semana se aproximava, então perguntei a Brad:

— Meu bem, o que planejou para o fim de semana?

— Acho que poderíamos ter um ótimo momento em família no sábado de manhã. Eu poderia limpar o jardim à tarde, poderíamos cochilar e fazer sexo, e à noite eu adoraria levar você para jantar. Estou adorando aquele livro que me deu sobre o boxeador sul-africano. Poderíamos conversar sobre ele à noite, no jantar. O autor não é um de seus favoritos? E já que estamos falando de jantar, que tal uma comida italiana hoje?

Eu estava sem palavras. Antes do presente, Brad teria alegremente aceitado qualquer coisa que eu planejasse para o fim de semana (exceto o trabalho no jardim) e ficava bastante feliz em me deixar planejar as noites, confirmar a babá e fazer as reservas. E, embora geralmente tivéssemos bons momentos juntos, eu costumava ser a diretora dos cruzeiros da família, procurando a próxima diversão. Ele acompanhava o passeio. De repente, ele passou a se ligar em mim, verificando nosso calendário e tomando a iniciativa de nossas atividades. Era como se estivéssemos namorando de novo... ah, lembrem-se desse tempo, meninas, quando tudo era apenas *nós*?

Percebi que uma inesperada beleza de meu presente era a incondicionalidade. Meu presente era sexo todos os dias, sem amarras... sem necessidade de um amasso no banheiro quando estamos atrasados para o treino de futebol, nem me levar para jantar em restaurantes medíocres e caros demais, ou mesmo elogiar a combinação de meu sapato com a bolsa. Na verdade, todas as pieguices que um marido desinformado poderia fazer para garantir e/ou melhorar o sexo, não importavam. Eu faria sexo com meu marido todos os dias (salvo as exceções já apresentadas antes), não importava o que acontecesse. Claro, se ele tivesse agido como um completo idiota e tivesse sido grosseiro e me ofendido, as coisas poderiam ter mudado, mas ele não é assim e, portanto, não é uma possibilidade a ser considerada.

Mas esta é a parte incrível: não havia nenhuma razão para meu marido escutar minha tagarelice sobre a cunhada maluca de minha amiga, me ajudar a dobrar a roupa lavada (não estou brincando), se oferecer para passar no supermercado ao voltar do trabalho, marcar uma massagem-surpresa para mim, tomar a iniciativa de planejar nossas férias de família... *a não ser pelo fato de genuinamente querer fazer tudo isso.*

E adorei que ele tenha desejado fazer tudo isso. Numa tarde, olhei para Brad com aquela sensação adorável que invade uma garota num encontro com o homem de seus sonhos, tentando parecer natural, mas na verdade quase sem ar por causa daquele grande homem a seu lado.

— *Meu bem?*

— *Hum? — ele respondeu atrás do jornal.*

— *Eu te amo.*

— *Eu também te amo, benzinho.*

— *Não, de verdade, eu te amo e agradeço a Deus todos os dias por sermos casados. Não há ninguém mais no mundo com quem eu gostaria de ser casada.*

— *Nossa, isso é incrível. Obrigado, meu bem.*

— *De nada. Quer ir para o quarto?*

— *Claro, mas já fizemos sexo hoje.*

— *Eu sei.*

Eu estou me aquecendo no calor da atenção recém-descoberta de Brad, mas no fundo de minha mente se esconde uma história que adverte: "Lembre-se das Asas!, sussurrou". Como a maioria das histórias de advertência, ela vem daqueles loucos dias nebulosos do começo da idade adulta, como quando fui morar pela primeira vez em Nova York com minhas amigas de faculdade. Morávamos no Upper East Side. Minha colega da faculdade e eu ocupávamos o primeiro andar de um prédio de cinco andares sem elevador.

Para mim, o melhor momento de viver em Manhattan é depois da faculdade e antes de adquirir um verdadeiro padrão de vida. Deixar de dividir um quarto com três garotas na faculdade e passar a dividir um apartamento de um quarto, de 100 metros quadrados (que parece uma mansão), era um avanço. Embora nossa minúscula sala de estar tivesse apenas um sofá de dois lugares, uma cadeira de vime e uma televisão e nosso corredor estivesse atolado por uma cômoda que encontramos na calçada, parecia maior que a casa que dividíamos com 32 mulheres. E o banheiro, no uso para cada mulher, era melhor (*não* tinha que disputar o banheiro de "vômito" com... você sabe o que quero dizer).

Duas outras amigas da faculdade ocupam o terceiro andar do mesmo prédio. Era quase como morar na faculdade, mas na grande cidade má. Nova York, entretanto, foi gentil conosco, novatas, e conseguimos bons empregos que nos permitiram cobrir nosso ultrajante aluguel. Tínhamos até dólares de sobra para bebidas, numa dezena de bares no Upper West Side. E todas juntávamos dinheiro para o ritual de quarta-feira à noite: nosso vício vergonhoso de televisão (quando assistíamos *90210* e *Melrose Place*), algumas dúzias de frango a passarinho e meio litro de sorvete. Naquela época, o máximo de frango, sorvete e assistir a Heather Locklear em Melrose Place *nunca* era demais.

Mas, numa noite, algo saiu terrivelmente errado. O frango estava estragado? Seria um refluxo gástrico? Jamais saberei, mas todo aquele frango e sorvete brigaram comigo. Depois que as garotas foram embora, jorrei como um hidrante de incêndio. Nunca tinha vomitado tão violentamente, NUNCA... nem mesmo quando corri porta adentro da casa de minha tia, no campo, depois de brincar no sol e, por ignorância, explodido por ter tomado meio litro de creme de leite. Nunca conheci ninguém que tenha passado por um momento tão terrível e vomitante. Pensei que fosse morrer ou, no mínimo, botar para fora algum órgão interno vital.

Estávamos no pico do inverno, e o aquecedor estava bombeando calor irritante em nosso quarto. Eu precisava de algum ar gelado. Engatinhei até a sala, abri a janela e pressionei meu rosto pegajoso contra as barras da janela, inalando golpes gigantes de ar nocivo da cidade e chorei feito bebê. Estava com saudades de casa, deplorável e pedindo misericórdia. Só queria que minha mamãe estivesse lá para acariciar meu rosto suado e massagear minha barriga.

Nenhuma parte de frango chegou à minha boca desde então. E, embora ainda goste de sorvete, agora só consumo de iogurte desnatado. O mais importante disso tudo é que aprendi uma valiosa lição... muito de uma única coisa – uma coisa deliciosa, fabulosa e indulgente – é ruim.

Fiquei pensando se esse princípio se aplicava também ao sexo.

Não tinha ninguém a quem pedir conselho sobre o que o futuro nos reservava. Não sabia se chegaríamos a um ponto máximo, como os maratonistas alcançam no meio da corrida, ou se nós acabaríamos num platô, como as pessoas em dieta. Não existe um guru para sexo diário por aí. Pelo menos que eu saiba. Se eu tinha amigas a quem perguntar? Bem, nos jantares com os vizinhos não se conversava sobre casais que faziam sexo todos os dias. E não poderia consultar minha mãe – amo mamãe, mas ela não é o tipo de mãe aberta e liberal que mal pode esperar para que eu pergunte sobre sua vida "com" papai. Com uma pergunta dessas, ela engasgaria num gole de Chardonnay. As revistas femininas, outra fonte potencial de informação, dizem que as pessoas casadas fazem *muito* mais sexo do que as solteiras; além disso, há 20 maneiras de ter o melhor orgasmo de sua vida (já percebeu como os números na capa da revista são muito importantes?).

Não me lembro se li numa revista, mas parece que são necessários 28 dias para que uma atitude se torne hábito. Será verdade?, pensei. Se for, que tipo de hábito? Quero dizer, para tomar uma vitamina todos os dias só é precisa se lembrar e pronto. Deixe o frasco na bancada da cozinha à noite, basta como lembrete visual. Agora, isso também se aplica ao sexo. Brad, certamente, é um lembrete visual de que devo fazer sexo com ele todos os dias. Eu podia visualizá-lo andando com um letreiro na testa – "uso diário para aumento da felicidade. Sem efeitos colaterais matrimoniais!". Será que se tornaria um hábito, como alguma coisa que faço todos os dias como escovar os dentes e tomar banho? Mas será que fazer sexo todos os dias é, de fato, uma equação diferente? Parece que os hábitos que consomem tempo (ou seja, que levam mais que dois minutos) como sexo, exercício, secar o cabelo tão bem quanto seu cabeleireiro fabuloso, ou qualquer coisa que exija um tempo significativo e concentração (como, aliás, exige secar bem o cabelo) são mais difíceis de ser incorporados à rotina diária.

Não sei se alguém notou diferença em mim... ou notou que não era mais presença constante em todas as saídas noturnas com as amigas. Mas *eu* notei. Como casal, Brad e eu fluíamos melhor. Estávamos mais felizes (sim, eu estava mais feliz fazendo sexo todos os dias, mas ainda era julho). As tarefas domésticas eram mais bem administradas porque concordávamos mais, ajudávamos mais e estávamos mais solícitos um com o outro. E nosso tempo juntos era só nosso, não a promessa de uma noite especial de sexo. Contei à minha melhor amiga sobre o acordo. Não porque ela estivesse interessada nos detalhes sórdidos de minha vida sexual, mas porque compartilhamos com nossas melhores amigas aquilo que acontece em nossa vida, principalmente as coisas boas, as surpreendentes e as inesperadas, como minha compreensão sobre a intimidade diária.

Eu disse à minha melhor amiga que, com certeza, continuaria com o combinado... pelo menos até o fim de agosto.

Agosto:

Um biquíni de enlouquecer

— *Meu bem, todos os homens gostariam de fazer sexo todos os dias, certo?*

— *Não sei... acho que depende...*

— *Do quê?* — *perguntei.*

— *De gostar da esposa, sentir atração por ela a ponto de querer sexo todos os dias.*

— *Então quer dizer que se o homem não sentir atração pela esposa não tem vontade de fazer muito sexo com ela?*

— *Com certeza. Eu não faria se eu não me sentisse atraído por você.*

Bem, *isso* é bom de ouvir. Para mim ele se sentiria feliz em ter sexo de qualquer maneira, pelo simples fato de estar casado e ser homem. E se essa maneira for doce, magrinha e bonitinha, melhor. E se não for, e daí, é amor de qualquer forma. Brad ficou surpreso com minha surpresa. Na verdade, ficou um pouco decepcionado por eu não ter refletido mais sobre ele e seu gênero. Ele alega que, para fazer sexo todos os dias, é necessária certa atração – física e emocional – pela esposa. Um ponto para mim em meus 39 anos – ainda sou atraente para meu marido! Parece que a notícia é melhor do que pensava – porque na realidade, em média, depois de três anos "juntos", a atração pode diminuir entre os casais, principalmente a sexual. Estamos casados há oito anos (entre namoro e noivado foram dois anos) e estamos saindo da curva – ótimo.

Eu me interesso pela atração porque nunca soube o que era ser a garota mais bonita da sala (Brad discorda de mim, não é o máximo?). Isso não é mais problema para mim. Embora meu marido jamais esteja na lista dos homens mais *sexy* do planeta, ele é ótimo, apesar dos detalhes que o torman um ser humano. Como o momento em que acorda de manhã, esfregando a barriga, com hálito de onça. Mas a parte da manhã não é meu melhor momento também. Todo casal tem uma longa lista de coisas que irritam um no outro, de roncar a perder o controle remoto, passando pelos comentários grosseiros sobre a sogra (nada disso se aplica a nós, é claro). Lembro-me da história de uma amiga que um dia acorda, olha para o marido e pensa: "Hum, ele é uma delícia". Em outro dia, acorda, olha para o marido, recua com horror e pensa: "Onde eu estava com a cabeça?". E diz que ele, provavelmente, faz a mesma coisa. Acho que esse é o equilíbrio crônico do ato do casamento – alguns dias são ótimos, alguns dias não são –, mas aqui estamos nós.

Atração não se restringe à aparência física, na verdade trata-se de um conjunto. Dependendo da ocasião, sou genial, divertida, estou bem-vestida e sou uma boa amiga. Agora que decidi fazer disso uma prioridade, também sou uma esposa bastante *sexy*!

Embora haja um milhão de maneiras de parecer, sentir-se e agir *sexy*, para mim, *sexy* é ter confiança em si. É clichê, mas é verdade. E como meu projeto teve uma ótima partida, estamos conseguindo arranjar tempo um para o outro, por que não gostar?

Nesses dias, se estabelece uma rotina padrão sobre sentir-se *sexy*: assim que a babá chega, geralmente às 6 da tarde. Levo vinho para o quarto, coloco uma música e passo 45 minutos tomando banho e me preparando. Passo perfume (o que é raro), rímel (também raro) e passo minhas roupas (muito, muito raro). Por que isso parece *sexy*? Porque, como sou mãe, raramente tenho 45 minutos inteiros para mim durante o dia. O dia de uma mãe é cheio de horas gastas para que os filhos estejam apresentáveis, mas poucos e preciosos minutos para colocar-se apresentável. É um prazer ter um tempo para me sentir bonita, sem interrupções. Afinal, ao ficar bonita, me sinto bonita. Vou até a sala de tevê, Brad se levanta do sofá e diz: "Nossa, você está linda! Vamos." Ele pega minha mão, beijamos nossos preciosos filhos e saímos. Sozinhos, ou com outras pessoas, não importa. Quando saímos, uso maquiagem e roupa recém-passada, estou com meu marido e me sinto um tanto *sexy*... um clichê ambulante.

Ao pensar em todas as variáveis, quando se trata de casais juntos há muito, querendo, desejando e, em última instância, fazendo sexo, fiquei um tanto desnorteada – o que vinha primeiro: sexo ou *sexy*? Era só mais uma variação da velha teoria do ovo e da galinha – fazer sexo faz você se sentir *sexy* ou se sentir *sexy* faz com queira sexo? Como tínhamos uma data-limite no acordo diário, não tive oportunidade de investigar esse dilema, porque pulamos direto para a intimidade diária.

Não corri feito louca para fazer uma recauchutagem geral antes do aniversário de Brad. Não fizemos joguinhos recatados, nem espalhamos bilhetes de amor melosos. Não teve flores nem lingerie especial. Apenas o básico. Acho que não me sentia muito *sexy* quando começamos nossas brincadeiras diárias, mas também não me sentia sem nenhum *sex appeal*. E estava bom daquele jeito. Havia uma praticidade acerca do presente difícil de evitar – o fato de Brad e eu estarmos juntos por uma década. Mas uma vez que nós estabelecemos uma rotina e percebi o quanto Brad estava gostando, *mesmo*, do presente, fui me sentindo bem, melhor e, sim, até *sexy*.

Para ser honesta, meus momentos de me sentir *sexy* e bonita estavam restritos à minha casa e às saídas com Brad. É triste, mas raramente esses sentimentos se apresentavam na piscina no verão. Insegura descrevo como me sinto na piscina, cercada por pessoas seminuas, sendo que a maioria fica bem melhor do que eu de maiô. Mas, do ponto de vista relativamente seguro de minha espreguiçadeira, sob a aba larga do chapéu e dos óculos escuros falsificados, percebo que a piscina é um aquário em que se revelam as atitudes da mulher seminua. Aplicamos toneladas de protetor solar na pele, para prevenir envelhecimento precoce, e as crianças correm, gritam e pulam na água. As crianças se admiram por que a piscina está sempre vazia durante a "natação dos adultos", ao passo que nas cadeiras se vê avaliações, fofocas, elogios, desejos, ostentação ou gente se escondendo dentro e fora da água.

Olho em volta da piscina e penso: quem está fazendo sexo bom? São as mulheres estonteantes ou as mães, normais, como eu? Todos os formatos e tamanhos estão representados – mulheres de biquínis, sem barriga e pernas lindas (algumas delas ainda permito que sejam minhas amigas) e mulheres de biquínis grandes e camisetas (algumas também são minhas amigas). As aparências enganam, não é? Isso porque não sabemos quem tem uma vida de sexual explosiva e quem não tem. É difícil esconder a celulite e uma barriga de bebê na piscina, mas é bem possível camuflar uma vida sexual ruim. As pessoas fazem isso sempre, não importa a roupa que estejam vestindo. Não sei em quem apostar porque, há 60 dias, jamais teria apostado em Brad e mim como padrão de vida sexual ativa.

A piscina parecia tão diferente quando eu era criança. Naquele tempo, chegávamos à piscina às 10 da manhã em ponto e saíamos na hora do jantar. Eu tomava refrigerante de uva e comia salgadinhos, sentada numa mureta de tijolos, assistindo aos adolescentes jogarem pingue-pongue.

O trampolim pequeno e a plataforma alta de mergulho agigantavam-se sobre a piscina, e era o ritual final de passagem para a plataforma de três metros. A piscina estava no auge.

Lembro-me bem de um vizinho que estava sempre na piscina e fora atropelado pelo próprio pai com um cortador de grama (acidentalmente, é claro). Ele tinha uma perna mecânica do joelho para baixo, mas era muito atlético. Na piscina, parecia um pássaro, planando da plataforma alta de mergulho. Um salto duplo. Era lindo de assistir e provavelmente perigoso. Hoje não se vê mais adolescentes na piscina, a menos que estejam a serviço. Se eu tivesse de apontar o deslocamento demográfico da piscina, seria porque não há mais plataforma alta de mergulho.

Hoje as piscinas são boas, estéreis e seguras – entediantes. Não há mais mergulhos da plataforma, em mergulhar na parte rasa, nem jogo de bola dentro d'água, nem atividades, sem supervisão. Apenas crianças e bebês besuntados de protetor solar e pais se arrastando atrás deles.

No passado, minha mãe juntava sua espreguiçadeira à das amigas, passava óleo de bronzear na pele, acendia um cigarro, fofocava e, de vez em quando, jogava uma rodada de cartas e se bronzeava até o pôr do sol. Ficava atenta para que eu e meu irmão não nos afogássemos, o que nunca aconteceu. Ela raramente brincava conosco na piscina porque isso era contra o conceito de piscina naquele tempo. As mães levavam os filhos na piscina para brincar com *outras pessoas*, não com elas. Minha mãe às vezes entrava na água, mas apenas para se refrescar, mas nunca, jamais, molhava o cabelo. Nenhuma mãe molhava, porque estragaria aqueles penteados estilosos da década de 1970. Eu me lembro de que ela usava um biquíni laranja, que contrastava com a pele bronzeada.

Na infância, eu achava minha mãe *linda*. Para mim, ela era a personificação da mulher atraente. Quando aceitou ser patrona de minha sala na escola, pensei que explodiria de orgulho quando visitasse minha sala. Cresci numa cidade com uma grande comunidade grega, o que era incomum, e todo ano tínhamos algum Zourzoukis, Tsiros ou Apostolopoulous como colega de classe. O que significava tínhamos doces gregos incríveis em todos os eventos da classe, porque as mães gregas também haviam aceitado ser patronas da sala. Mas o que minha mãe não sabia fazer na cozinha (o que não era muito, realmente), compensava com seu estilo. Havia sempre alguma mãe grega estendendo um *souvlaki*, que derretia na boca, mas era minha mãe, vestindo um terninho moderno de tecido sintético, com um penteado fabuloso e óculos escuros gigantes quem roubava a cena (pelo menos em minha memória).

Para ser mais fantástica, era perfumada. Isso porque seu perfume era sua marca registrada: "Charlie", disponível em qualquer perfumaria da época. Ela achava muito divertido usar um perfume com o mesmo nome que meu pai, por isso permaneceu com a mesma fragrância por muitos e muitos anos. Lembro-me de pensar se eu teria a sorte de me casar com um homem que tivesse o nome de um perfume (Calvin? Halston? Ralph? Beckham?). Minha mãe borrifava Charlie no pulso e no pescoço às sextas-feiras e sábado à noite, antes que ela e o verdadeiro Charlie saíssem. Lembro de ficar deitada na colcha de cetim azul da cama deles, assistindo *Hee Haw* e *Lawrence Welk Show*, enquanto ela se sentava diante da penteadeira e se enfeitava. Batom, brincos, muito spray no cabelo e Charlie (os dois) – a noite é uma criança. Talvez nossos rituais de beleza sejam uma herança de nossa mãe – prova de que encontrar um tempinho para se sentir bonita e *sexy*, de vez em quando, é um esforço que vale a pena.

Minha mãe ficaria horrorizada em saber que ninguém mais se diverte na piscina hoje em dia. A vida, como a piscina, dá trabalho. Antes de sair para a piscina, não consigo simplesmente colocar um biquíni, chinelos e sair. Bem, acho que poderia, mas não faço por orgulho, porque já estou às portas dos 40. Tenho de fazer depilação, passar um gloss e hidratante. Preciso pegar toalhas, óculos de natação, lanchinhos e uma bolsa de praia. Tenho de pegar trocado para os salgadinhos no clube e não posso esquecer do celular. Uma vez à beira da piscina, tenho de me posicionar de modo a ficar de olho em meus filhos e ter certeza de que não se afogarão. Não, as mães na piscina não estão fumando, bebendo nem jogando cartas, o que não seria má ideia. Em vez disso, estamos nos besuntando de protetor solar de alguma marca famosa, bebendo água mineral e prestando atenção para que os filhos não percam o oitavo par de óculos de natação do verão.

Não há nada mais tenso do que ajudar o time de natação das crianças. Foi um inferno. Acho que paguei meus pecados por algo que cometi, só não sei quando nem contra quem. Mas fui punida por um pecado imperdoável. Não havia outra razão por ter sido a responsável pelo local de concentração no primeiro encontro de natação de meus filhos, na primeira temporada da curtíssima carreira desse esporte em nossa família.

Para quem não está familiarizado com locais de concentração de uma equipe de natação, como eu também não estava até cinco minutos antes de ser empurrada nesse torturante inferno em chamas, trata-se de uma área em que se deve reunir, coordenar e enfileirar, digamos, *185* nadadores antes do aquecimento. Havia centenas de crianças, e esperava-se que eu as levasse para a raia correta, no tempo correto para fazer o aquecimento correto. Havia, aproximadamente, 50 competições num período de três horas. Perdição, amigas, não há outra palavra para isso.

E pensar que, apenas alguns minutos antes, tinha entrado no encontro com minha cadeira, meus óculos escuros, e uma garrafa gelada de água mineral, pronta para relaxar e assistir a meus filhos competirem. Em vez disso, assisti a meus amigos da temporada de natação sentados nas cadeiras, relaxados, vendo os filhos DELES competirem, enquanto olhavam para mim com um ar de solidariedade duvidosa. Pobre Charla, sobrou para ela o aquecimento, logo na primeira competição.

Mas o que não mata (ou suscita o desejo de matar) de fato fortalece. Ser responsável pela concentração me fez perceber coisas importantes. Por exemplo, a intimidade diária é muito mais fácil, e muito menos estressante, do que ficar na concentração de natação. Essa experiência é valiosa para os dias em que posso pegar ou largar o sexo, dias em que tanto o trabalho quanto um dia inteiro estirada na piscina me deixam desesperada por uma boa noite de sono, não de sexo. Aí poderei me lembrar de que, pelo menos, não estou na concentração para a competição.

Também aprendi que tenho sérios problemas com espaço pessoal. O estranho comportamento de crianças de sete e oito anos, quando formam um círculo apertado em torno de você, insistindo sem parar para que você diga se vão nadar no estilo borboleta e, então, ficam perguntando mil vezes... e de novo se era raia quatro ou cinco... bem, isso causa falta de ar, posso afirmar. E todas as crianças ficam idênticas quando elas estão com a mesma touca de natação, óculos e trajes de banho iguais. Distingui-los é como distinguir gaivotas na praia, impossível. A única coisa a fazer é desviar delas quando me procuram porque estão com fome e torcer para que não façam cocô em você. Aprendi que meu afiado senso de humor e otimismo sarcástico têm um prazo de validade estritamente limitado. Depois de, aproximadamente, duas horas, chega! – eles acabam e fico mal-humorada e rabugenta. E não fico nem um pouco mais calma quando a "mãe responsável" se aproxima, aperta meu braço, sorri e diz: "Você está fazendo um EXCELENTE trabalho". O que também é mais uma prova de que NÃO falhei em meu chamado de professora de ensino fundamental. Não que eu tivesse algum chamado de professora, mas agora posso aposentar de vez qualquer pensamento desse tipo.

Naquela tarde, saí da piscina suada, esgotada e estressada. Não era a visão de minha mãe na piscina: relaxada, descansada e feliz. Na verdade, depois vi fotos da competição e notei uma figura vagamente familiar ao fundo de uma... nossa, quem é essa coitada?, pensei. Não poderia ser eu mesma, de jeito nenhum. Mas o triste é que era eu mesma, e posso lhe dizer que ser responsável pela concentração de um encontro de natação não deixa ninguém atraente.

O que fez a piscina se transformar de lugar de prazer e repouso num esporte de observadores (e eu não estou falando de natação) – diversão, tédio, vaidade? Os homens também fazem isso, mas as mulheres fizeram disso uma arte. Não existe uma parte mais vulnerável do dia ao lado da piscina – pelo menos para mim – do que quando meus filhos choramingam:

— Quando você vai entrar na piscina, mamãe? Por favor, "vem" pra àgua.

Então suspiro, tiro minha saída de banho e pulo na água. Nesse ponto, é gostoso me lembrar, enquanto estou confiante na água com meus filhos, que meu marido gosta de nossa intimidade diária porque sente atração por mim. Ainda.

Sou um pouco realista sobre algumas coisas (não todas, mas algumas), inclusive imagem corporal: sabe, sou uma mulher robusta. É isso. Sei que é verdade, então não pense que estou falando isso só para dizerem o contrário. E sei que não é bom e que deveria ser mais saudável, me exercitar mais, blá, blá, blá. A balança é um problema para mim desde... bem, digamos, desde um bom tempo. Lembro de andar por uma rua de Manhattan, quando tinha por volta de 20 anos, e ouvir duas mulheres conversando sobre biquínis e sobre qual modelo era melhor para elas. Uma disse para a outra: "Querida, meus dias de biquíni se foram!", e pensei comigo: "Os meus também, querida, os meus também".

Na verdade, não uso biquíni desde os cinco anos. Foi num verão em que minha mãe e eu usamos biquínis iguais com estampa de oncinha (ela tem um estilo fantástico, lembra?). Depois desse verão, assumi o controle de meu guarda-roupa e eu sabia que o biquíni de oncinha seria o último. É uma boa lembrança dc minha mãe, talvez porque tenha sido também a última vez em que ela usou biquíni. Só para testar as águas de biquíni pela última vez, comprei um no ensino médio – na parte de baixo tinha babadinhos e na de cima uma estampa floral. Eu não ficava mal nele, só não ficava *bem*. Assim, nunca viu a luz do dia nem conheceu o cheiro de cloro. Concluí que o maiô inteiro era feito para mim. Era e será para sempre.

Depois das gestações, a imagem corporal piora. Poucas mulheres são capazes de colocar um biquíni depois da gravidez – o corpo nos trai de uma forma jamais imaginada – é isso que deveriam ensinar nas aulas de educação sexual. As adolescentes magrinhas correriam de desespero. Eu me refiro a barrigas destruídas e flácidas, a estrias. E os seios? Nossa, não vou nem mencionar. Claro, existem aquelas que desafiam as leis da natureza, que ainda conseguem ter uma barriga firme depois de três gestações ou seios durinhos, e essas eu admiro. Quero *saber* o segredo delas. Boa genética? Ótimo personal? Cirurgião plástico impecável? Falar que se trata de boa genética me chateia, porque é muito injusto. É como se conseguissem aquele efeito sem esforço, disciplina ou dinheiro! Bem, isso não me parece tão mal, porque pelo menos estão de alguma forma lutando por isso.

Por mais que eu queria pensar que superamos essa insegurança, sem mencionar a curiosidade e a competição entre nós, mulheres, não superamos. Minha mãe que ainda tem ótima aparência, com seus 60 e poucos anos, sonha em viver na Flórida e deseja parecer bem nas aulas de hidroginástica. E lhe garanto que ela ganha todos os prêmios no quesito traje de banho.

Eu sei que os homens também não estão imunes. Brad também tem inseguranças sobre seu corpo. Ele está em boa forma, mas alega que ainda encolhe a barriga enquanto está na piscina e que quer gritar quando uma mulher bonita não desvia o olhar do peito dele. "Por acaso meus olhos ficam aqui em cima!", ele compartilha comigo meio na brincadeira (acho). Mas ele é um esportista e está sempre pulando na piscina e brincando com as crianças – com peitos e tudo.

Parece que todo mundo tem problemas com o próprio corpo. Uma amiga minha que tem cabelos cacheados quer ter cabelos lisos. As mulheres arredondadas querem ser esqueléticas; e as esqueléticas querem ter seios grandes. Cabelos, lábios, olhos, orelhas, nariz, corpo – nós olhamos para o espelho pendurado na parede, esperando ouvir que somos as mais belas de todas, mas nenhuma afirmação no mundo se equipara à voz irritante que vem de nossa cabeça, dizendo que não estamos à altura da beleza. Essa insegurança pode contaminar os relacionamentos, é claro, se ficamos presas a esses problemas em vez de cuidarmos de nós, do casamento e da intimidade. Se acharmos que só podemos fazer sexo no escuro porque não estamos contentes com nosso bumbum, provavelmente, desprezaremos muitas oportunidades de nos relacionarmos com nosso marido (e, provavelmente, ele acha seu bumbum bonito).

Afinal, quantas vezes você já não viu uma foto sua de dez anos atrás e pensou: "Puxa, como eu estava bem!" e não pôde acreditar que, naquele tempo, você estava se debatendo, se sentindo um lixo por ter percebido alguma imperfeição? Será que alguém pensa: "Quando eu perder cinco quilos ou perder essa gordurinha, vou ter vontade de fazer sexo com meu marido"? Meninas, vou poupar seu tempo, exercícios abdominais e pontos dos Vigilantes do Peso: *vocês não vão*. E aqui reside o lado bom de fazer 40, 45 ou 50 anos: em alguns aspectos, meus dias de *boa aparência* ficarão no passado, mas meus dias de me *sentir bem* estão no futuro. Sinto-me mais confortável como minha vida se encaminha e estou feliz com a maioria das decisões que tomo, inclusive ter intimidade diária com Brad. E isso me permite estar mais confiante com quem sou.

A atração é uma coisa misteriosa – o que torna uma pessoa atraente aos olhos de outra, a ponto de desejar namorá-la ou mergulhar no casamento? Acho que existe algo em nossa conexão genética que nos leva a considerar uma pessoa mais desejável que outra. Numa sexta-feira à noite, Brad e eu fomos jantar fora. No restaurante, ocupamos uma mesa próxima a de outro casal. Como todo mundo, observamos as pessoas. Ele era muito bonito, mas ela tinha uma beleza comum. Para Brad, eles contradiziam a "Lei dos Dois". Meu marido desenvolveu a "Lei dos Dois" muitos anos atrás, antes de namorarmos, quando estava solto no mundo, caçando nos bares com os amigos. Sua lei se baseia na premissa de que todo mundo tem uma nota numa escala de atração, de zero a dez, e que não se pode namorar ou se casar com alguém dois pontos acima ou abaixo de sua nota. E se acontecer isso? Olá, coração partido, angústia, decepção! Então, um sete pode namorar um nove ou um cinco, mas não um quatro.

É verdade que as variáveis podem causar impacto na pontuação – assim um homem mediano com dinheiro pode ter uma nota mais alta do que uma mulher bonitinha com senso de humor extraordinário. Da mesma forma, uma mulher bonita com atitudes grosseiras pode ter uma nota ou duas mais baixas do que esperado, e um garanhão insípido pode despencar na pontuação. De qualquer modo, tudo se equilibra – somos atraídos, e deveríamos buscar, por pessoas que se encaixam em nosso parâmetro geral de atração. Assim, eu diria que o homem que esteja na mesa ao lado da nossa era um 8, mas ela era apenas 5. Eu e Brad confabulamos, apostamos e presumimos que ela deve ter uma personalidade interessante ou ele deve ser um verdadeiro fracasso.

Existem muitos homens que considero atraentes, mas são poucos os que realmente me atraem – pelo que meu marido agradece, tenho certeza. Estou falando nesse assunto porque se trata de uma importante distinção, à medida que o tempo passa e me torno mais velha e sábia, assim espero. Assisti a um documentário impressionante, no canal PBS, sobre o rosto humano e a definição universal de beleza externa, ou seja, simetria. Parece que as pessoas com traços simétricos são, por unanimidade, consideradas atraentes, não importa a etnia. São aplicadas certas especificações como a largura do nariz, formato do queixo etc.

No entanto, estou falando do pacote completo: além da aparência, a personalidade, claro, faz parte da atração. Algumas vezes, a atração surge de uma impressionante autoconfiança de que se é atraente, independentemente do nível atribuído na escala de valores. No meu tempo da faculdade, havia uma garota chamada Jenna, que sempre tinha os rapazes a seus pés, loucos por ela. Minhas amigas e eu ficávamos perplexas. Como ela conseguia fazer os rapazes ficarem loucos por ela? Não me entenda mal, ela era bonita,.. inteligente... atlética...e (suspiro) muito simpática. Mas não era mais bonita do que algumas de minhas amigas que ficavam sozinhas, em seus dormitórios, vestindo moletom e comendo salgadinhos enquanto assistiam a *Knots Landing*. Não havia uma festa da faculdade ou um baile para os quais ela não recebesse um (e, às vezes, dois) convite. Ela era a Namorada Perfeita, reverenciada pelos rapazes e adorada pelas garotas.

As comedoras de salgadinhos queriam saber: qual era o segredo dela? Por que ela, e não nós? Depois de muitas discussões acaloradas, concluímos que o sucesso de Jenna devia-se ao fato de ela ter quilos de autoconfiança, além de um toque de despreocupação. O fato de ela não se importar necessariamente com os rapazes estarem loucos por ela era justamente a causa. Ela não ficava obcecada pelos rapazes, não falava sobre os rapazes nem parecia pensar muito sobre eles. Além disso, não era obcecada sobre si mesma, não falava sobre si mesma nem era focada demais em si mesma. Ela se sentia feliz tanto indo ao cinema com as amigas quanto à terceira festa do mês. Não importava a companhia, ela se sentia confortável com sua impecável pele de marfim, algo que todos notavam. Se ela pudesse engarrafar essa sensação, teria se tornado uma mulher muito, muito rica.

Parece que foi ontem que eu me vestia com aqueles moletons, mas, chega um dia em que temos de reconhecer que prender o cabelo num rabo-de-cavalo, colocar um jeans e uma camiseta e sair correndo de casa sem um pingo de maquiagem era tudo de que se precisava na juventude. Se isso é tudo de que você precisa, bem, fico contente por não conhecê-la, mas seu dia também chegará – ah, chegará! Hoje preciso de tempo para parecer apresentável... minha mãe ficaria feliz em ouvir isso. Tenho quase 40 anos, e minha mãe *ainda* me dá sugestões úteis sobre roupas, cabelo, sapatos e apresentação de um modo geral, como: "Querida, jeans não cai bem para todo mundo". Obviamente não entendi o recado.

Os padrões de beleza mudaram. Quando era adolescente, nós nos deliciávamos com a nova tecnologia para ficarmos mais bonitas – como aparelhos ortodônticos, lentes de contato e produtos para fazer permanente em casa. Em termos de moda, adorávamos Laura Ashley e os vestidos campestres de Gunne-Sax (longos, ondulados e muito generosos). Mas um mundo totalmente novo surgiu, exigindo novas formas de cuidado com a aparência padrão: depilação facial, autobronzeadores e coloristas de cabelo. Nesse magnífico mundo novo, a aparência é rei (ou rainha, dependendo de quem responde). Como minha colorista me perguntou recentemente: "Quando você vai se *amar* o suficiente para perceber que precisa pintar o cabelo a cada seis semanas?". Acho que me amo o suficiente para gastar com meu cabelo o mesmo que em plano de saúde...

Observo as fotos de minhas amigas e as minhas, do fim dos anos 1980 e início da década de 1990 e sabe o que mais me chama a atenção? As sobrancelhas – literalmente, elas se destacavam! Quase todas nós temos sobrancelhas grandes e cerradas. Isso foi antes da depilação facial e da aparência das sobrancelhas se tornar fundamental; na época tudo que conhecíamos era o aspecto natural de Brooke Shields. Mesmo as amigas que não têm pelos excessivos tinham sobrancelhas indomáveis, a olhos vistos. Assim, há uma nova regra: sem sobrancelhas unidas, pontiagudas ou que caim sobre os globos oculares. Sinto muito, não se pode mudar isso. O novo paradigma são sobrancelhas bem cuidadas, mesmo para os homens.

Não tenho como ignorar esses novos padrões. Sei que meu cabelo fica grisalho mais rápido que a velocidade da luz. Sei que minhas sobrancelhas precisam ser penteadas, acredite. E como minha mãe costuma dizer "Tenho de dar duro para minhas roupas caírem bem", um código para "tenho de dar duro para evitar a aparência desajeitada dos 40 anos". É um grande desafio fazer com que roupas lavadas e recentemente passadas fiquem impecáveis na correria diária de levar os filhos para a escola, correr até uma loja no caminho do trabalho e torcer para que as pessoas na reunião com o cliente não percebam que você não lava o cabelo há alguns dias. Às vezes, me canso de ter de arrumar tempo (que ainda é muito menos tempo do que passava penteando o cabelo nos tempos de colégio), mas quando estou prestando atenção, parece que vale a pena... pelo menos quando minha mãe me visita.

Para ter uma boa aparência, preciso tomar um bom banho todos os dias (às vezes, dois) e depilar as sobrancelhas. Não se trata mais da "beleza natural", mas sim da "beleza que seu orçamento pode lhe proporcionar". (A propósito, faço um plano de pagamento com minha colorista). É fascinante observar uma celebridade atual de Hollywood e perceber que ela provavelmente não é mais bonita do que a maioria de minhas amigas da faculdade. Essa mulher tem muito dinheiro e deve ter um professor de ginástica, um chefe de cozinha, um *stylist* e um instrutor de ioga só para ela, além de um ótimo cirurgião plástico (ah, vai me dizer que não notou umas pequenas mudanças?), um colorista, uma esteticista (as celebridades de hoje NÃO têm pelos no corpo – quando isso passou a ser obrigatório?), um cabeleireiro famoso e amigos fantasticamente estilosos.

Agora, com base nisso, você não acha que ela deveria parecer fabulosa? Posso citar dez mulheres que são mais bonitas do que ela ao levantarem da cama de manhã. Na verdade, posso citar uma dezena de celebridades milionárias que, graças à aparência impecável, passaram de mulher "bonita" a "criatura estonteante". Foi-se o tempo em que mulheres glamourosas e geneticamente dotadas, como Liz Taylor, Marilyn Monroe e Grace Kelly, eram o máximo sem personal trainers, depilação completa e uma equipe de assistentes pessoais. Elas tinham beleza natural. Hoje um visual pode ser esticado, reduzido e criado em você. Graças ao PhotoShop e lentes de foco suave, mesmo uma garota mediana pode ser transformada em diva, se tiver sorte.

Portanto, tenho um pequeno segredinho. Na verdade, tenho vários, mas este vou contar para você. Sou viciada em revista de celebridade – eu recebo a revista *pelo correio.* Não posso nem fingir que comprei de impulso, na fila do caixa. Assino e pago para receber uma dose de droga das celebridades. E não sou só eu, muitas amigas também assinam. Exceto minha brilhante cunhada, a investidora financeira. Ela é durona, e passou da revista de celebridades para a revista de *fofoca* das celebridades. "Só quero o lado sujo das celebridades, não ligo para aquelas histórias legais de quem perdeu 30 quilos ou luta pela preservação das focas".

Minha revista de celebridades chega no sábado, e levo apenas 20 minutos para examinar minha versão de droga de cabo a rabo, mas posso rastrear o antes e o depois, as brigas dos casais famosos e os casos amorosos, aqueles que estão em clínicas de recuperação e os que já se perderam. E, embora o estilo de vida das celebridades não esteja a nosso alcance, pobres mortais, ainda sou viciada. Isso porque nos tempos áureos do cinema ficávamos encantadas pelo ideal de beleza e glamour que jamais teríamos. Mas, hoje, nos encantamos com o acesso a essa beleza e glamour. Afinal, se a atriz de televisão conseguiu ficar linda com uma leve depilação, exercícios, implantes, cabelos tingidos e clareamento dos dentes, eu também posso.

Às vezes, imagino como eu ficaria num jeans de algum estilista famoso, tamanho 40 (não custa sonhar, certo?), ou se um megahair poderia mudar minha vida (tenho quase certeza que mudaria). Mas, no final do dia, todos os dias, tenho intimidade com meu marido, e isso é o mais importante para minha imagem corporal. E quem imaginaria que isso seria um incentivo? Não eu, amiga. Saber que posso me relacionar com meu marido de uma forma íntima e significativa faz com que eu me sinta bem... e ele também, devo acrescentar. Porque ter confiança sexual faz você se sentir mais confiante no mundo. Quem não deseja sair pelo mundo sabendo que alguém gostaria de estar com você? Então, as pessoas que fazem muito sexo se sentem mais *sexy*? Para mim, às vezes! Já estamos há dois meses nesse acordo, e estou mais feliz e mais contente em meu casamento, como nunca me senti antes, por isso me sinto bonita e bem comigo mesma.

Como logo vou completar 40 anos, estou percebendo que muitas coisas que minha mãe me disse são, oh céus, verdadeiras. Incluem o fato de a Mãe Natureza seguir em frente, e ela não diminui o passo por ninguém. Não que isso importe muito, afinal qualquer pessoa pode fazer uma plástica – não está mais restrita aos ricos e famosos. Você pode passar uns dias num spa, na Costa Rica, com suas amigas e voltar para casa com uma aparência mais jovem (depois que os hematomas sumirem, é claro)ou fazer um financiamento de três anos – como de automóveis – para custear o botox e o lifting facial.

A cirurgia plástica está por *toda parte* – propagandas na tevê, nos outdoors, nas revistas femininas. Não consigo me imaginar imune a uma "esticadinha". Não preciso de um queixo novo, seios novos ou de uma esticada na testa, mas posso precisar de uma esticadinha aqui, outra ali, quem sabe? Acho que o debate de minha geração sobre mãe que trabalha fora *versus* mãe dona-de-casa se transformará em "fazer uma plástica" versus "não fazer nenhuma plástica" à medida que envelhecemos. Vocês acabaram de ler em primeira mão, meninas. Assim que, finalmente, chegarmos à conclusão de qual é a melhor maneira de educar os filhos, estaremos velhas e enrugadas, e teremos de entrar na guerra da cirurgia plástica – pecado ou salvação? Como antes, vamos devorar umas às outras até termos certeza. Haverá um dia em que a cirurgia plástica será a norma, e a coitada (muito provavelmente eu) que optar por não segui-la será marginalizada para sempre.

Brad diz que nunca, jamais, me apoiará a fazer uma "esticadinha". Não é por ser pão-duro, mas parece que gosta de mim do jeito que sou. De um lado, é muito fofo; de outro, muito ingênuo.

— E se eu e minhas amigas tivermos 50, mas elas parecerem ter 40 por terem feito plástica? — choramingo. — Minha aparência conta mesmo, se eu estiver em desvantagem?

— Não ligo para a aparência dos outros. Eu me casei com você porque acho você linda. Por que incentivaria uma mudança sua? — Brad responde.

— Bem, porque ninguém pode prever o futuro e talvez eu não seja tão bonita daqui a alguns anos. Não mudaria quem sou, só faria um leve ajuste. O que há de tão ruim nisso?

Mas Brad consegue pôr um ponto final na discussão quando usa nossa filha como referência.

— O que ela vai pensar se vir a mãe dela seguindo os padrões bizarros da sociedade? O que você está ensinando a ela, quando se importa com isso?

Suspiro, pesadamente. Ele tem razão, eu sei. Luto para criar minha filha num mundo que privilegia a aparência exterior. Meu desejo é que ela tenha brilho e muita confiança em si e exale beleza de seu interior. Claro que me preocupo com isso, mas será que tenho de dizer tudo a ela, principalmente se mamãe fez uma pequena viagem até um spa na Costa Rica? Afinal, o segredo da "esticadinha" é que seja tão bem feita que ninguém saiba...

Certamente há algo a ser dito sobre autoaperfeiçoamento – de onde você acha que veio essa ideia maluca de fazer sexo com meu marido todos os dias? Mas estou num ponto em que, com exceção do abdome dilatado e dos pés-de-galinha, estou bem comigo. Esse sentimento de bem-estar é um presente da idade, da experiência e de um relacionamento bom e de parceria. Isso porque meu marido também gosta de mim, é o que parece. Embora minha forma física nunca tenha sido meu ponto forte, tenho um belo sorriso e cabelo bonito. Ao longo dos anos, aprendi a aceitar minhas falhas e a valorizar meus pontos fortes. Ajuda ter um marido que faz o mesmo a meu favor.

Assim, sou como uma Mulher Comum. E, de alguma forma, ser uma Mulher Comum tem sido ótimo – sou uma mulher mediana que tem intimidade diária com o homem a quem jurei tentar amar até a morte. Algumas vezes, não faço depilação, às vezes tenho mau hálito, mas ainda assim persisto. Como o que importa não é o destino mas a jornada, o presente é o melhor momento para a intimidade. Suspeito que as modelos incrivelmente *sexy* da Victoria's Secret não fazem mais sexo do que nós. Ponto para as mulheres que não podem desfilar numa passarela para 30 milhões de espectadores vestindo lingerie, mas estão felizes mesmo assim. O bom da intimidade sexual é ser igualitária. Ela transcende classe social, raça e, certamente, a definição de alta-costura de beleza e atração. Só existem duas pessoas que precisam concordar sobre o que é *sexy* – no meu caso, Brad e eu.

A maioria de minhas amigas estão fora do mercado e felizes no casamento; o restante finge estar feliz no casamento, pelo menos por algumas horas da noite de sexta-feira. E, embora existam muitos homens atraentes em nosso grupo, eu não trocaria Brad por ninguém. Para algumas pessoas, essa afirmação pode soar servil, mas, na verdade, é um pouco egoísta. Ele é o homem que me agrada no quesito aparência, inteligência, integridade, paternidade etc. E o mais importante de tudo, ele sabe ser meu marido. Ele é perfeito? Claro que não. Nem são perfeitos os outros homens que atendem ao critério de moreno, alto e bonito (tudo o que Brad é, para mim).

Perguntei a Brad sobre o que ele achava disso e esperava que tivesse o mesmo sentimento em relação a mim: "Conheço várias mulheres atraentes, mas nenhuma delas pode me oferecer nada além do que já tenho com você".

Amanhã, agradecerei meu cabeleireiro por isso.

Setembro:

É Difícil se Sentir Sexy numa perua tipo Suburban (Mas é melhor do que uma Minivan)

A porta dos fundos se abre, e ouço Brad entrar. Seus passos ecoam pelo corredor.

— Oi, querido, estou aqui no fundo! Venha aqui. Como foi seu dia?

Ele entra no quarto, ouço enquanto ele resmunga no closet. Pendura o cinto e joga os sapatos no fundo.

— O dia foi bom. Onde você está? — ele pergunta.

— Estou na banheira. As crianças estão lá em cima, assistindo a um filme. Tenho cerveja gelada aqui... não quer vir até aqui?

— Não, termine seu banho. Estou bem aqui — ele responde.

Nem sei por onde começar.

É sexta-feira à noite e tínhamos programado sair. Estrategicamente mandei as crianças assistir a um vídeo. Aqui estou eu, tentando, mesmo, criar um momento que fuja do padrão sexo-todos-os-dias, e é isso que recebo? A decepção aumenta pelo fato de nossa banheira ser incrível e estar na suíte. Na verdade, quando visitamos nossa casa pela primeira vez, ficamos impressionados pelo banheiro generoso – bancada dupla, área de chuveiro azulejada e banheira para casal no canto. Estava muito distante do minúsculo banheiro principal de nossa casa antiga (que não podia de fato ser chamado de banheiro de suíte porque não era ligado ao quarto de hóspedes).

Essa banheira parece uma pequena piscina. Quando nos mudamos, usávamos a banheira sempre que podíamos e nossos filhos, todas as noites. Era um spa particular. Embora nós tivéssemos visitado muitos lugares com boas banheiras, nunca havíamos *possuído* uma experiência tão espetacular de banho. Foi então que recebemos nossa primeira conta de água, algo em torno de 400 dólares! Nossos olhos molhados não podiam acreditar naquilo, mas acho que faz sentido. Nós enchíamos uma banheira do tamanho de uma piscina de plástico quase todos os dias. Desse dia em diante, racionalizamos o uso da banheira. Nossos filhos voltaram para o chuveiro e deixamos a banheira para ocasiões especiais e como prêmio por bom comportamento.

Assim, quando convidei Brad para se juntar a mim, era uma dupla oferta – íamos sair (algo normal e sempre bem-vindo) e eu estava me recompensando por um trabalho bem-feito no setor deusa doméstica (algo novo mesmo depois de dois meses). Afinal, pensei que estivesse fazendo um trabalho incrivelmente admirável por nosso acordo de intimidade ao deixar crianças bem felizes, longe da gloriosa banheira, enquanto eu estava pronta e esperando por Brad. Tudo isso, e alguma alegria também, perdeu-se em Brad.

Mais tarde, disse a ele:

— Tentei agitar as coisas com a banheira e a cerveja, você sabe, os dois tipos de espuma envolvidos. Não acredito que nem ficou interessado. Você pode me dar uma dica?

— Puxa, não entendi os sinais, querida, me desculpe. Se eu soubesse que era uma brincadeira planejada, teria participado. Acho que estou meio acostumado à rotina.

Rotinas são maldição e benção.

Nós tínhamos uma rotina de amor – de vez em quando pela manhã, mas quase sempre à noite. No fim de semana, fazíamos uma mistura com nosso repertório de "nos preparar para sair". Isso transformou Brad num charmoso convidado para o jantar, porque ficava incrivelmente feliz e eu podia abusar da comida e da bebida e mergulhar num sono catatônico no final da noite, pois nosso pequeno acordo de intimidade já tinha sido cumprido. Mas e a banheira? Logicamente eu o tinha desconcertado com uma mudança de planos.

É setembro e a rotina da manhã voltou a todo vapor: acordar cedinho, tomar banho, acordar as crianças, preparar os lanches, achar as mochilas, vestir as crianças, fazê-las escovar os dentes e deixá-las prontas para a escola. Enquanto vejo meus filhos se apressarem para a escola e caminho até a entrada de casa para apanhar o jornal, percebo que sou *mãe* aqui. Em vez disso, percebo que não sou *eu* correndo para a escola, sem nenhuma outra preocupação. E percebo que, na verdade, tenho anos e anos dessa rotina pela frente. *Anos e anos.*

Parece que passou um furacão, mas às 7h45 a casa está calma de novo. Estou esgotada e abro minha segunda lata de refrigerante dietético da manhã. Sinto conforto com esse suave barulho efervescente e penso nos velhos tempos, quando era executiva de marketing, solteira e jovem morando na cidade grande. No fim de semana, podia dormir até às 11 horas, almoçava às 3h30, levava *horas* para ficar pronta e então completava tudo assistindo a filmes melosos até altas horas da madrugada. Avance cinco anos...

— *Sim, Charla Muller* — respondi ao telefone, com um lápis entre os dentes.

— *É Nina, como você está?* — Nina estava ligando de seu escritório, do outro lado da cidade.

— *Ah. Estou morta de cansaço. Acabei de tirar uma soneca. Não sei o que tem de errado comigo. Espere um pouco... preciso abaixar a cabeça, estou me sentindo zonza.*

— *Bom, são duas da tarde. Você já almoçou?*

— *O quê? Na verdade não. Estou me sentindo mal. Ando sem fome. Só como por obrigação.*

— *Charla, será que você não está grávida?*

Aquilo me acordou:

— Você está louca?! Não posso estar grávida, é cedo demais. Meu Deus, nem recebemos nosso álbum de casamento.

— Pegue um salgadinho na máquina do corredor do escritório e compre um teste de gravidez na farmácia antes de ir para casa.

Oops.

Sim, depois de noventa dias de casados, Brad e eu engravidamos. Depois de um namoro gostoso, noivado maravilhoso e casamento dos sonhos: *Hello!* Você está grávida, Charla! Não, não tínhamos planos de engravidar tão cedo, pensamos que levaria algum tempo, mas acontece que sou *muito* fértil.

Mas ficamos incrivelmente animados e tínhamos sonhos fofinhos de nos aninhar com o lindo bebê adormecido e o levarmos para um quarto de bebê tão bem decorado que faria Martha Stewart chorar de alegria. Aqueles sonhos foram logo deixados de lado pela desagradável percepção do significado de ter um bebê de verdade. Quero dizer, vivo e tudo mais!

Não me entendam mal. Era isso que eu queria. Ou o que pensava querer – em termos abstratos. E assim é o futuro, na maior parte do tempo – uma noção vaga e sonhadora de algo. Para mim, eu queria me casar e ter filhos. Queria trabalhar, um pouco (não pretendia ser uma alta executiva, mas queria ser bem-sucedida). Queria uma boa casa, num bom bairro e ir a jantares fantásticos todos os fins de semana, e neles teria a companhia de amigos charmosos, brilhantes e bem-sucedidos.

Você só entende os detalhes claros e distintos de seu futuro quando vê as sombras desses sonhos, como viver com um marido que não está eternamente de bom humor (ele sempre foi tão irritadiço?), de ter bebês que não querem dormir (de *quem* esta criança herdou esses genes?), de ter vizinhos com olhos tão lacrimejantes quanto os seus, que não são nem um pouco charmosos como você esperava (como você, eles eram divertidos antes dos filhos).

Depois do nascimento de nossos filhos, o impacto que causaram em nossa vida sexual foi significativo. Passamos do sexo maravilhoso várias vezes por semana a... (preencha a lacuna com chiados estridentes). Embora eu estivesse ciente da drástica mudança em nossa vida sexual, ela foi superada pela INCRÍVEL E NOVA CRIATURA HUMANA! Nada era mais importante do que manter viva essa pequena pessoa de apenas quatro quilos. Quatro quilos?! Você não tem ideia de como os bebês são pequenos e frágeis e de quantas coisas podem dar errado com eles – o suficiente para perturbar seu sono. O que acontece, o tempo todo, para mães de primeira viagem. Eu me preocupei um pouco, entre todas as outras preocupações como mãe recente, se seria um sinal de aviso na tela sexual ou se seria o estado permanente das coisas, depois de finalmente o último pacote de fraldas acumular pó por falta de uso.

Meu senso de desejo ardente despediu-se depois que tive um bebê. Alguns momentos que me detonaram no mundo encantado da maternidade, como uma amiga minha tão espertamente observou, incluíram: as vendedoras no balcão da Lancôme passaram a me chamar de "senhora"; meu cabeleireiro me olhou e, num gesto de desespero, disse: "Não sei como posso ajudar você"; percebi que não sou mais a "boa novata" no trabalho; meu marido me perguntou se as mulheres acham Angelina Jolie tão linda quanto os homens (a resposta é sim), e minha necessidade de sono cresceu em termos exponenciais mais do que minha necessidade de sexo.

Sim, a lista é longa e entediante, mas existe um momento que confirmou o quanto eu havia mudado nos últimos anos e como havia deixado de ser glamourosa e *sexy*.

Estava dirigindo e ouvindo *Giving You the Best that I Got* [Você tem o melhor de mim], uma música *sexy* e envolvente de Anita Baker. Aquela música não tinha a menor importância para mim, Brad ou minha vida sexual. Ao contrário, eu pegava sol, as crianças estavam na pré-escola, e estava entusiasmada por não ter de ouvir a Rádio Disney. Estava feliz, relaxada e me sentindo ótima. O vidro do carro estava aberto e eu estava usando óculos escuros supermodernos. Até consegui passar batom, tornando aquele dia um sonho. Parei o carro no semáforo e, ao meu lado, vi um homem bonito, bem-vestido e *sexy* num carro de luxo. Fiquei pensando nele e se ele me acharia um pouco atraente. Sorri, com um ar indiferente e sonhador (desinteressada, claro, porque sou uma mulher casada e feliz... que também tem intimidade diária com o marido!), mas gosto de pensar que talvez, apenas talvez, nesse dia leve de setembro, eu ainda fosse atraente, que talvez eu ainda possa ser casada, mãe de duas crianças e ser atraente aos homens.

Então percebi que *não* sou mais atraente como antes. Na verdade, estou aqui em cima, inclinada sobre esse homem atraente, olhando *para baixo,* para seu luxuoso BMW das alturas de meu monstruoso Suburban tamanho família. Percebi que eu e meus dois assentos de crianças, minhas incontáveis tralhas de brindes de Lanche Feliz, lápis mastigados, meias, pelo de gato, tiaras de cabelo e "trabalhos de arte" do ano passado não ajudam muito. Foi desconcertante perceber tudo isso, sentada nas alturas de meu carro desajeitado de família, que faz 6 quilômetros por litro de gasolina. Eu me encolhi no banco e troquei a estação do rádio para clarear e dissipar da mente a chocante estranheza daqueles pensamentos.

Entretanto, posso lhe dizer que não me importo o quanto me senti ridícula e pouco *sexy* naquele momento no meu carro gigantesco, porque, pelo menos, nunca, *jamais*, vou dirigir uma minivan. Eu não me importo com a praticidade, a alta avaliação, o ótimo valor de revenda, o fato de as crianças adorarem os bancos individuais e nunca mais brigarem, e de como todos os aparelhos eletrônicos estão ligados a cada assento nesse automóvel. Não importa que meu irmão moderno e bonito tenha uma minivan e sempre me provoque dizendo "venha para o lado oculto" com seu GPS, Ipod, DVD, assentos individuais e ótimo rendimento. Simplesmente não consigo. É uma "declaração" alto e bom som, aberta e flagrante ao mundo, de que admito que não sou mais relevante, estilosa, *sexy* ou bonita.

Existem muitas outras coisas em minha vida que declaram alto e bom som que não sou mais relevante, estilosa, *sexy* ou bonita, assim me apego a meu barco de rodas. E minhas amigas com minivans? Bem, são tão agarradas às suas rodas quanto sou às minhas, e puxa, acho que mesmo Angelina Jolie poderia parecer o máximo dirigindo uma minivan. Eu preferiria dirigir uma luxuosa BMW (que não fabrica minivans. Não acha que isso é significativo?). E, para vocês, minhas amigas, amantes de carros híbridos do mundo, todas preocupadas com meu gasto mensal de gasolina, não se preocupem comigo. Compenso o gasto de outra forma – *de vez em quando*, faço coleta de lixo reciclável, *de vez em quando* uso papel em vez de plástico e, *às vezes*, compro no atacado. Passinhos de bebê...

Mas nunca sou "de vez em quando" mais interessante sem meus filhos – *sempre* sou mais interessante sem eles, mesmo empoleirada em meu carro família olhando o Bonitão da BMW. Não me julgue mal: amo meus filhos profundamente. Para mim, são quase perfeitos, e o pensamento de que mal conheço o modo como os magoo e os decepciono para sempre me faz ficar acordada à noite, pode acreditar. Mas a verdade é que sou muito mais divertida e animada sem eles. E você só passa a saber e se admirar com isso quando eles já nasceram e já é tarde demais. Você se vê sobrecarregada com uma bolsa gigante de fraldas imaginando se hoje é o dia em que seu filho vai pegar piolho na pré-escola.

Um casal encantador que conheço acabou de instalar uma piscina no quintal. O marido queria ter um festão de família em torno da piscina; a mulher, uma recepção íntima para casais. O marido acha "muito divertida" uma festa em torno da piscina com 14 adultos e 20 crianças. A mulher não concorda.

— Ficaremos em torno da piscina, jogando, tomando sol, bebendo drinques... será ótimo — o marido diz, e pergunta para a esposa:

— Charla, o que você acha?

Ele está brincando? Primeiro, não há uma esposa no grupo que ficará na piscina "jogando, tomando sol e bebendo drinques". Depois dos 40 e da maternidade, simplesmente não é a melhor aparência para muitas mulheres. E depois que você sair da piscina, totalmente molhada, estará na hora do jantar? De novo, não é uma boa aparência para a maioria. Tomar sol e beber na piscina eram atividades de férias do verão de 1989 (preciso dizer que ninguém tinha filhos naquela época?).

Segundo, os maridos ficarão *por perto,* mas não na piscina, jogando (como apostar se alguma esposa bonita vai tirar o chapéu e mergulhar na piscina) e bebendo drinques. Enquanto isso, as esposas se esforçam para alimentar as crianças com cachorro-quente, limpar a limonada derramada no chão, pegar mais manteiga para a espiga de milho e, geralmente, fazer tanta coisa que adorariam pular na piscina e se refrescar. Ou, no mínimo, pensarão na piscina como triste alternativa ao caos de alimentar 20 crianças.

Assim, uma vez que as crianças estejam alimentadas e nadando na piscina, não se pode sequer considerar a possibilidade de uma conversa agradável e adulta, porque há boas chances de que você esteja totalmente distraída. É muito provável que não consiga manter o contanto visual com um adulto, porque você estará olhando sobre o ombro do amigo de um amigo com quem estiver conversando. Imagine: enquanto você está conversando com "Mike, o novato do Bank of America", você não consegue deixar de ver o filho de alguém, a distância, enfiando o braço no filtro da piscina. Você concorda com "Mike, o novato", fazendo um gesto de cabeça, enquanto ele fala sobre o quanto ele e a esposa amam a nova casa, mas você continua de olho na piscina e imagina como o braço daquela criança estúpida acabará preso no filtro e se um pouco de manteiga conseguirá liberar o braço dela.

Você sabe muito bem como a festa da piscina seria, se esse casal resolvesse convidar pais E filhos.

Então, "pelamordedeus", contrato uma babá, deixo meus filhos em casa, tomo um banho, vou para sua casa e bebemos muito, muito vinho. Prometo que serei encantadora, interessada e interessante. Serei muitíssimo grata por ter me convidado e tentarei me comportar de forma que seja convidada de novo (sem garantia). Manterei contato visual com você, ficarei completamente envolvida quando conversarmos e não olharei sobre seu ombro e pensarei se a criança com uma corrente no pescoço vai se machucar e se os pais dela sabem o que ela está fazendo.

Dessa forma, se as pessoas quiserem o melhor que Charla tem a oferecer, convidem-me para algum evento sem meus filhos, e sem os filhos de outras pessoas. Prometo, nesse momento "você tem o melhor de mim".

Brad concordaria. Afinal, alguns dos melhores momentos de intimidade que tivemos, durante o casamento, foi quando nossos filhos estavam longe de nós ou estávamos longe deles.

— Eu não entendo! — Brad exclamaria. — Foi ótimo, por que não pode ser assim todos os dias?

Pode sonhar, Dorothy. A maioria dos dias NÃO estamos num hotel charmoso, onde podemos dormir até às 9 horas, tomar café-da-manhã devagar e depois passear pela rua principal tão perfeita que parece saída de um estúdio de cinema. Na maioria das vezes, meus filhos NÃO estão confortavelmente acomodados na casa de meus pais, com suas necessidades supridas com grande atenção. Na maioria dos dias, NÃO estou liberada de cozinhar, limpar e lavar a roupa. Na maioria dos dias, NÃO estou vestida com uma roupa bonita e recém-passada, que me faz parecer e me sentir bastante atraente. E, na maioria dos dias, NÃO tomo um banho nem troco de roupa bebendo chardonnay, perfeito para um jantar romântico, preparado por outra pessoa que não eu.

A lição é que a vida de verdade raramente, conduz à ótima intimidade. Ao contrário, a vida verdadeira gera sexo verdadeiro. E, às vezes, sexo verdadeiro é uma rapidinha. Às vezes, é uma brincadeira. Pessoas reais fazendo sexo real, na vida real, não é sempre *sexy*. Ao contrário, é imperfeito e confuso, assim como a vida.

E, às vezes, é triste dizer, a vida real não inclui nenhum tipo de intimidade real. Muitas de minhas amigas, já com o número de crianças que pretendiam ter, viraram as costas para seus doadores de esperma (ops, quero dizer, marido) e estão evitando, desesperadamente, fazer sexo com eles de novo. Um dia estive entre elas. Entretanto, antes do presente estava disposta a voltar as costas para o bem da procriação. As mulheres têm uma inacreditável tendência biológica de querer bebês que se poderia comparar à inacreditável tendência de o homem querer sexo... ou carros insanamente caros. É uma coisa poderosa, muito poderosa, difícil de evitar, mesmo quando se está no meio do caos com uma criança que acabou de sair das fraldas, outra que ainda usa, brinquedos de plástico enormes e blocos espalhados na sala de estar que você não consegue imaginar quando voltará a ficar arrumada. A necessidade de ter outro bebê, mesmo com duas crianças perfeitamente sãs e maravilhosas, supera toda a perspectiva real de que estou além dos meus limites.

— Ah, querido, vamos tentar o terceiro. Vai ser ótimo — eu disse mais de uma vez antes do Presente.

— O que vai ser ótimo? — ele perguntou. — Fazer o bebê ou passar os próximos dezoito anos criando um novo contribuinte?

A quem eu estava enganando? Com certeza a mim mesma.

— Seria ótimo *ter três filhos. Além do mais, você tem dois irmãos. Não foi ótimo?*

Na verdade, não foi bom para Brad. Ele ficava preso no banco do meio em todas as viagens de carro, e seu pai fumava feito uma chaminé, com os vidros fechados. Ele era sempre o excluído das brincadeiras. Se alguém tinha de ficar fora do jogo de baralho, Brad era o escolhido. E a lista de transgressões do "Terceiro Filho" não para por aí. Mas o motivo real que levava Brad a não querer outro filho era o desejo de ter a esposa de novo para ele.

Explique, *s'il vous plaît.*

Então a verdade veio à tona. Ele admitiu que, apesar de todo o meu esforço, ser mãe e esposa eram tão incompatíveis que fracassava em um deles. Adivinhe qual? Não era aquele tipo de esposa melosa, superatenciosa, que esfrega os pés do marido enquanto pergunta: "Como foi seu dia?" (se existe uma mulher assim, ela não é do sul dos Estados Unidos). Acho que ele sentia saudades da mulher vibrante, comprometida e divertida com quem havia se casado. Aquela que adorava novos restaurantes, debater a política governamental e assistir tevê até tarde da noite na cama. Aquela que queria ficar só com ele. Em sua defesa, nosso período de recém-casados durou pouco. "Tivemos pouco tempo de lua-de-mel antes das crianças. Se continuarmos a ter filhos, não teremos tempo juntos nem no fim do casamento. Tudo que teremos serão filhos. E por mais que eu ame meus filhos, amo você e quero passar um tempo de minha vida com a mulher com quem me casei."

Nossa, como formular uma resposta coerente para isso, você pode me dizer? No fundo sabia que Brad tinha razão, que embora o terceiro filho fosse bom para mim, não seria bom para nós. Eu ainda me mantinha na eterna plataforma do "vamos ter outro filho" e tinha arrependimento e uma ponta de esperança de que Brad tivesse um momento de loucura e mudasse de ideia. Uma coisa ridícula, porque meu marido não combina com momento de loucura assim como eu não combino com cachorrinhos irritantes.

De alguma forma, reconheci que com esse novo acordo de intimidade diária concordava com o fato de Brad sentir minha falta. Sabia que era cedo demais no ciclo de criação de filhos voltar a ser, na íntegra, a mulher despreocupada e espontânea que fui um dia. Mas havia partes dela que tentaria ressuscitar. Estava saindo do vale do início da maternidade para um período em que meus filhos, agora em idade escolar, não precisam se agarrar a mim a cada segundo. Obter uma parte de mim de volta incluía ter uma vida sexual ativa e satisfatória... e outros filhos. Fiquei triste? Claro, e ainda fico, sobretudo quando vejo um recém-nascido bonitinho e fofinho. E ainda mais quando penso nos nomes de bebês que poderia dar a meus filhos. No entanto, não poderia comprometer meu relacionamento com Brad fazendo-o querer algo que não queria. Além disso, tentaria ao máximo evitar aquela situação em que o sonho de bebê acordasse gritando às 4 da manhã e Brad se virasse com aquele olhar de "a ideia foi sua, você que se levante!".

Debate-se sobre quem está mais propenso a perder essa briga, se a pessoa que deseja o filho ou aquela que não quer. E, embora meu marido e eu defendêssemos cada um sua posição, a defesa de Brad de NÃO ter um terceiro filho era mais apaixonada do que a minha. Tínhamos dois filhos maravilhosos, e não ter um terceiro não me tornaria incompleta, nem minha família. Na verdade, não queria um terceiro tanto assim para assumir tudo sozinha. Não sou aquele tipo de esposa disposta a fazer tudo sozinha pelos próximos 18 anos. Não sou masoquista, pelo amor de Deus. Acabei adiando a ideia, o que me surpreendeu bastante.

De vez em quando, ainda deito a cabeça no ombro de Brad e murmuro sobre o quanto seria gostoso ter um terceiro filho, que idade meus filhos teriam se tivéssemos engravidado de novo e como meus dois filhos ficariam encantados com o irmãozinho. Mas é apenas um daqueles... sonhos dourados sobre algo que nunca acontecerá. Se nossa época de ter bebês não tivesse ficado oficialmente no passado, eu não teria como aproveitar todos os presentes que a nova fase traz, ou seja, uma crescente reaproximação e o fato de ter filhos que já conseguem tomar banho, comer e vestir-se sozinhos, por exemplo. Em poucas palavras, crianças que podem fazer o milagre dos tempos modernos: serem multitarefa!

— Como foi seu dia, meu bem?

Brad respondeu com um "hum..."

— A professora do Charlie ligou. Ele está indo muito bem na pré-escola. Não recebo mais bilhetes dela. Não é ótimo?

De novo meu marido me dirigiu um: "tá...".

— Queria falar com você sobre o fim de semana no lago. Acho que vai ser divertido, você não acha? Poderíamos beber uns drinques no barco e depois sairmos para jantar. Parece que o tempo vai estar bom.

Brad, finalmente, estava cheio daquilo.

— Por favor, será que temos de conversar sobre isso AGORA? Não é muito sexy.

— Ops, desculpe. Continue.

Não comecei como uma multitarefa íntima, mas a necessidade pedia que eu tentasse. Depois de muitos anos fazendo malabarismos na minha família, fiquei muito boa nisso. Entretanto, logo percebi que nossos encontros amorosos diários não poderiam lidar com múltiplas tarefas, nem precisavam.

Do ponto de vista de meu marido, sexo é coisa séria e deveríamos focar na tarefa em questão. Nos velhos tempos, eu teria concordado com ele em todos os sentidos. Pode apostar que eu nunca, jamais, jogaria conversa fora com meu marido. Tratávamos a anomalia da intimidade com grande reverência.

Mas sinto grande necessidade de conversar com ele durante o sexo. Talvez seja meu tipo de conexão, este, afinal, era o tempo de me ligar a ele e sabemos como mulheres se ligam: falam sem parar. Além disso, embora você não possa, fisicamente, fazer várias tarefas durante o sexo (pelo menos, não consigo limpar os azulejos do banheiro enquanto estou fazendo sexo com meu marido), você pode, mentalmente, executar várias tarefas. Os homens escovam os dentes e urinam ao mesmo tempo, será que eu não poderia fazer sexo e conversar se Janine é mesmo uma babá competente ou se nós precisamos ampliar nossas atividades?

É porque conversar distrai, e o homem precisa de concentração. Quanto a mim, bem, lembre-se de que estou tentando fazer várias tarefas ao mesmo tempo... então, não estou gastando muita energia mental. Você não pode culpar uma mulher por tentar. Afinal, a escola está a pleno vapor e eu tenho um tempo curto sozinha com meu marido e quero aproveitar ao máximo. O que não percebia é que em alguns momentos eu me conectava com meu marido no "terreno" dele, não no meu. Sabíamos que a intimidade era uma experiência comum a nós dois, mas a conexão que surgia desse encontro era, para ele, muito superior a qualquer outra forma de comunicação – minha tagarelice; o celular dele; o jornal ou mesmo a tevê. Eu só precisava calar a boca e deixá-lo aproveitar essa *communiqué* íntima. Ele não sentia necessidade de conversar durante o sexo, nem eu deveria ter. Algumas vezes, a intimidade com seu marido não precisa de enfeites.

Com nosso modelo diário, surgiu um fato masculino que eu não havia considerado por não ser homem. Por exemplo, meu marido pode sempre começar o jogo, mas nem sempre concluir a jogada (perdoe-me as metáforas ruins, mas servem ao propósito). Houve dias em que teve de deixar o jogo antes do final. Em geral, meu marido (e a maioria dos homens do planeta) se apavoraria e ficaria envergonhado com a ideia de não ir até o final. Certamente, é uma observação importante, porém intangível, da proeza sexual de uma pessoa. Mas quando se vive um novo paradigma sexual, as coisas mudam. Meu marido estava fazendo sexo todos os dias, sem nenhuma condição. Então, parece que houve uma pequena falha ocasional, não muito significativa.

— Desculpe, mas não dá mais — disse uma noite.

— O quê? Não vai terminar? — não podia acreditar... e me assustei.

— Meu amor, temos feito sexo por mais de 80 dias, sem intervalo... não tenho controle sobre isso. Não sobrou nada, literalmente.

Eu queria ser uma esposa compreensiva, mas sabia que seria uma ofensa à masculinidade de Brad.

— Oh, querido, sinto muito. Tudo bem... mesmo... está tudo bem com você?

— Claro que está. Vou assistir um pouco de esporte na tevê. Você se importa?

— Puxa, você está lidando muito bem com a situação — completei.

Ele sorriu serenamente, rolou para fora da cama e respondeu:

— Ainda tem amanhã.

E esse era um pequeno presente do presente. Brad sabia que ele teria sexo todos os dias, não importava o que acontecesse, o que tirou a pressão de fazer sexo perfeito o tempo todo. Ele ainda queria intimidade e ainda gostava disso. E se ele não pudesse ir até o final do jogo, não seria uma oportunidade perdida que só aconteceria no próximo eclipse lunar. Não, tivemos uma boa conexão, um momento caloroso e íntimo e para citar Scarlet O´Hara, "amanhã é um outro dia".

Todo novo dia traz vários desafios à nossa programação, assim logo negociamos e estabelecemos uma nova rotina com nossos filhos também. Nós nos distraímos com eles, para nos distrair a sós.

Estabelecemos horários de dormir rígidos. Como me disse uma professora do jardim-de-infância tão sabiamente: "Se seu filho de seis anos de idade assiste aos seriados noturnos, significa que não está dormindo o suficiente". Bebês, crianças pequenas e alunos do ensino fundamental precisam de horas adequadas de sono, mesmo no verão e nos fins de semana. Honestamente, fazer sexo à meia-noite não é minha ideia de diversão, quando estou completamente exausta depois de um dia de trabalho, levando crianças ao colégio, trocando fraldas e preparando o jantar. Prefiro uma brincadeira entre 7 e 10 da noite, que é bastante energizante.

Nós não permitimos que nossos filhos durmam conosco e não tivemos o menor receio de trancar a porta. Mantenho sempre em mente que as crianças nunca são novas demais para entender o significado de uma porta fechada e exercer a disciplina ao não abri-la. Sei que dedicar 15 minutos ininterruptos no decorrer de um dia é quase impossível, mas uma porta trancada pelo menos lhe dará algum tempo a sós com seu marido.

Encontramos uma babá incrível, que é recebida com ânimo pelas crianças, o que nos alivia imediatamente da culpa de sair à noite. Conheço uma mulher que não deixou seu primeiro filho sozinho com ninguém, durante um ano inteiro. Não saiu uma única vez com o marido para jantar, ir ao cinema ou tomar um café. Tudo bem, não estou querendo ser crítica, mas ela não vai ganhar nenhum prêmio fazendo isso, principalmente o de "Esposa do Ano". A questão vai além disso. Afinal de contas, quem disse que eu merecia o "Esposa do Ano"? Ainda que eu ache que o esforço conta, você não acha?

Por mais que deteste admitir, a tevê e os filmes podem ser seus amigos. Acabamos desenvolvendo uma boa relação com a senhora tevê e o senhor DVD durante o ano do Presente. Não tivemos receio de colocar nossos filhos diante do vídeo por alguns instantes porque, no final, todo mundo acabaria contente. E, honestamente, somos pais melhores quando temos algum tempo a sós.

À medida que me tornava uma mãe mais experiente, sabia quando pedir ajuda. Depois da primeira cesariana, chorei de alegria quando saí do hospital. "*Minha vida como mãe do bebê mais perfeito do mundo vai começar!*", declarei ao mundo enquanto caminhava (ou melhor, era conduzida numa cadeira de rodas) para um lindo dia de julho. Depois da segunda, chorei de tristeza quando, finalmente, me chutaram daquele quarto maravilhoso da maternidade, onde boas enfermeiras traziam meu bebê a cada três horas e perguntavam se eu já tinha ido ao banheiro (a resposta, claro, era não). Mas, dessa vez, eu saí armada. Agarrei todos os superabsorventes gigantes, várias calcinhas descartáveis gigantes, uma manta de bebê de algodão (eram tão macias!) e um punhado de supositórios. Sim, dessa vez eu estava completamente preparada para A Conspiração.

A Conspiração não foi ideia minha, mas de minhas amigas. Na verdade, eu não tinha ideia de que existia até deixarem escapar.

— Não esqueça, peça para o médico escrever um bilhete com referência: sexo — uma delas disse, enquanto revisava comigo minha lista.

— Que tipo de bilhete? — perguntei, sem saber de fato do que se tratava.

— Você não vai fazer sexo por um tempo depois do nascimento do bebê. Sempre peço ao meu obstetra para fazer um bilhete para adicionar algumas semanas, por medida de segurança.

— Fale mais sobre isso — implorei a outra amiga participante de A Conspiração.

— Se um bebê exige atenção de manhã à noite, e muito provavelmente você não tenha um movimento intestinal sem cólicas tão cedo, precisará de algumas semanas extras de descanso e relaxamento. Só não deixe seu marido saber quando as coisas voltarem ao normal. É importante que você pareça tão decepcionada quanto ele sobre a "restrição" — minha outra amiga respondeu.

Ah, foi dada a partida. Assim comecei minha carreira de corredora contra o sexo com meu bom marido.

Avançamos um pouco e aqui estamos nós, tentando trazer a intimidade de volta à rotina diária da família. Embora seja doloroso, não posso deixar de comparar nosso novo acordo com uma história envolvendo minha avó. Ela tinha um único sonho de viagem: visitar a Terra Santa. Essa seria a única viagem dela para o exterior e, provavelmente, fora do sudeste dos Estados Unidos. Quando ela voltou da viagem à Terra Santa, fez uma grande reunião para que cada um de seus netos vissem as 1.437 fotos, todos sentados no sofá ao lado dela.

— Sou eu em cima de um camelo! Você pode acreditaaar nisso? — esganiçou.

— Isso é ótimo, Vovó. Você parece confortável com o terninho em cima do camelo.

— Ah, querida, estava, estava mesmo. E aqui é o rio Jordão

— Verdade? — perguntei. Puxei o álbum mais para perto. — É meio escuro e triste. E era, triste... e muito assustador.

— Saiba que é o rio mais importante de todos... Fui batizada no rio Jordão — vovó disse.

— Você mergulhou naquele rio escuro e frio e foi batizada de novo, vovó? — eu não podia acreditar naquilo.

— Fui. Tirei uma foto para provar.

Ela passou por várias fotos até chegar à imagem dela ao lado do rio Jordão. Aproximei-me do álbum e observei atentamente a foto. De uma família de longa linhagem de batistas tementes a Deus, estou habituada ao batismo de imersão total. Minha mãe foi batizada num rio quando era jovem, e fui batizada (dentro de nossa igreja) quando tinha 12 anos.

— Vovó, você é aquela com uma touca de banho florida gigante?
— Eu mesma! Você já tinha visto alguma coisa assim?

Bem, ela tinha razão, eu nunca havia visto nada parecido com minha avó no rio Jordão, num profundo ritual espiritual de batismo por imersão, usando uma touca de banho de plástico florida.

— Vovó, o que tinha na cabeça e por quê?
— Uma touca de banho! Todo mundo sabe que não se pode ir ao cabeleireiro na Terra Santa. Tive de manter meu penteado por dez dias, o que não foi nada fácil!

E ela tinha razão. Mesmo nos momentos mais especiais, é preciso manter a praticidade. E, de certo modo, pode-se admirar mais os momentos espirituais se houver preparo. Como minha avó estava preparada. Essa verdade se aplica muito bem à vida real, com horários e intimidades reais. Agarrar um momento especial com Brad no caos do cotidiano requer preparo. Não, não fazemos isso com touca de banho florida.

O dever de casa está pronto, as crianças estão dormindo e já usamos a cota de água do mês. Mas na verdade meu espaço, minha casa, é tão significativo para mim quanto o rio Jordão é para minha avó. É aqui onde tudo acontece. Por mais sociável que eu seja, as jornadas que Brad e eu tivemos e continuaremos a ter como casal e pais – esquentando mamadeira, incentivando os primeiros passos de nossos filhos, ensinando-os a ler – essas são as melhores coisas. Embora um período mais longo de lua-de-mel tenha feito falta para mim e Brad por causa da rápida chegada de nossos filhos, é aqui que estamos. Vejo Brad murmurando uma música na frente do computador. Coloco minha mão no ombro dele, faço um afago. Estou pronta.

Outubro:

Trabalho, trabalho, trabalho

— Querido! — grito ao ouvir Brad passar pela porta.

— Oi, querida, como foi seu dia? — Brad pergunta.

— Foi bom, mas o trabalho foi um tédio. Olha, temos de chegar à casa dos Fuller às 7 horas. As crianças vão chegar daqui a pouco. Vou dobrar algumas peças de roupa lavada. Vamos aproveitar e ir para nosso A-M-O-R antes do caos. Topa?

— Já estou indo — Brad responde.

— Eu te amo — eu digo.

— Também te amo.

Nunca sonhei que marcaria no calendário um encontro amoroso diário com Brad. Por exemplo: 2 horas da tarde, reunião; 3 da tarde, esquema de carona para a aula de dança, parar no banco e passar no mercado de volta para casa; 4 da tarde, falar com o dedetizador, ler o e-mail, pagar as contas no bankline e colocar umas peças de roupa na secadora; 5 da tarde, começar a fazer o jantar, organizar o dever de casa das crianças, assinar os papéis de autorização, preparar a reunião de pais e achar o gato perdido, Merlin; 6h30, sair para a reunião de pais, do carro ligar para a babá sobre o horário do dia seguinte, ligar para minha mãe e minha melhor amiga, de Nova Jersey; 8 horas da noite, uma rapidinha com Brad; 9 horas da noite, dobrar as roupas, lavar o rosto, escovar os dentes, ler alguns capítulos de um livro.

Antes de meus filhos nascerem, Brad e eu trabalhávamos na mesma empresa, e era bom. Podíamos nos solidarizar sobre o escritório, revezar para os prazos finais de um projeto e pedidos de clientes e fofocar no mesmo bebedouro. Nossas funções não eram tão diferentes – os dois trabalhavam – e tínhamos muito tempo para nós dois e nossos compromissos. Mas agora Brad é um pai de duas crianças que trabalha o dia todo, e eu sou a mãe de duas crianças que trabalha meio-período e administra a maior parte da casa. Mudamos de direção. E com essa mudança de horários, nossas perspectivas também mudaram. Embora a família seja uma prioridade para nós dois, a carreira de Brad ocupa o lugar central, pois ele agora é o provedor principal. Além de nossos filhos, nossa lista de tarefas quadruplicou e nossas ideias sobre dividir novas responsabilidades tinham virado pó inicialmente.

No início da maioria dos casamentos é preciso fazer ajustes – a esposa pode ser diurna, ao passo que o marido pode ser notívago. A mulher pode ser organizadíssima, e o marido não se incomoda em deixar a louça suja na pia para o dia seguinte. Um pode sentir necessidade de esvaziar a lava-louça de imediato, o outro pode simplesmente tirar os pratos limpos à medida que precisa deles. Essas diferenças começam como novidades, parte do processo de "conhecer é amar". Mas, às vezes, essas diferenças podem transformar o "conhecer é amar" em "conhecer é imaginar o que *você tem na cabeça* porque levou para fora o saco de lixo transbordando de cascas de banana e pingando um líquido gosmento pelo chão!". Esse tipo de coisa consome um relacionamento. Jogue nessa mistura duas "novíssimas criaturas humanas", e você tem um cabo de guerra de poder no casamento: quem toma as decisões sobre os filhos, o dinheiro, o sexo, o que você quiser. Divirta-se.

As coisas eram mais fáceis para a geração de meus pais. Meu pai tinha uma carreira muito bem-sucedida, e minha mãe nos criou muito bem (veja, mãe, estou escrevendo um livro – sim, é sobre *aquilo que deve ficar desconhecido*). Meu pai tinha seu trabalho; minha mãe o dela. Os limites e as responsabilidades eram bastante claros. Minha mãe cuidava da casa e meu pai se esfolava para criar seu negócio. O fato de minha mãe ser incrivelmente competente na maioria das coisas domésticas era uma benção e uma maldição para meu pai. Ela cuidava da casa, consertava aparelhos eletrônicos e utensílios, costurava, remendava (e nos anos 1970 tinha aquela moda infeliz do macramê), fazia o paisagismo do jardim e, às vezes, cuidava dele. Minha mãe arrumava, organizava e reorganizava, matava cobras e fumigava os ninhos de vespa, decorava com um orçamento e depois sem nenhum... não havia nada em nossa casa que minha mãe não soubesse fazer ou consertar, nada que não pensasse em como fazer ou consertar ou não soubesse a quem chamar para fazê-lo. Ah, sim, e criou meu irmão e eu (assim como meu pai, claro, que sempre esteve presente em todos os nossos eventos marcantes).

Quando meu irmão e eu éramos mais velhos, não seria surpreendente para nós... se minha mãe soubesse onde ficava a caixa de ferramentas de casa. Mamãe não era uma florzinha – tanto pela criação (foi criada para ser vigorosa) quanto por necessidade (se não soubesse como fazer, consertar ou criar alguma coisa, não seria feito). Minha mãe teria sido uma tremenda executiva ou engenheira elétrica... ou, como descobrimos mais tarde, uma artista emergente. Em vez disso, era uma das inúmeras mães pouco reconhecidas de sua geração.

Ninguém sabe como se sentiam no cotidiano daquele tempo, mas desse ponto privilegiado atual parecem colher as alegrias do trabalho duro. Suspiro de inveja. A vida de meu pai e de minha mãe e o relacionamento deles entraram na fase de férias, ou pelo menos é o que parece. Claro, ainda têm roupas para lavar e contas para pagar (pelo menos minha mãe tem), mas viajam de férias, passam o inverno na Flórida, jogam muito golfe, vão à ioga (meu pai gosta de trabalhar a essência do interior), passam o tempo que quiserem juntos, e permanecem casados e carinhosos um com o outro há 45 anos. Mal posso esperar pelo dia em que Brad e eu cheguemos lá... mas, em alguns dias, penso que morreremos tentando.

Apesar do exemplo impecável de minha mãe, ela só tinha de cuidar de dois papéis: esposa e mãe. A princípio, pensei que podia dar conta disso. Tentei ser super-heroína: Esposa! Mãe! Funcionária exemplar!

Eu desejava *ter tudo*. Como a maioria de minhas amigas, acreditava que podia jogar em qualquer posição e atender a qualquer necessidade, a tempo, de cada pessoa que precisasse de mim. Afinal, éramos o tipo de mulher espetacularmente bem-sucedidas do século XXI.

Lembro exatamente quando percebi que "ter tudo" era, na verdade, apenas "a grande mentira". Tinha acabado de voltar a trabalhar depois do período de licença-maternidade de meu segundo filho. Estava correndo para chegar em casa porque a babá estava esperando. Estava atrasada porque coloquei minhas chaves no lugar errado e fui obrigada a andar todo o caminho de volta do estacionamento ao escritório, revistar minha mesa, o banheiro, o corredor e o elevador e, por prazer, nosso atraente recepcionista (brincadeira). Voltei apressadamente para o estacionamento, falando com o Brad ao celular.

— *Onde você está? Preciso que você traga uma chave para a Blazer.*

— *Por que, onde estão suas chaves? — ele perguntou.*

— *Não consigo saber! Virei o escritório de 60 andares de ponta-cabeça, mas não consigo achar minhas malditas chaves. Vou chegar atrasada em casa. A babá vai me cobrar uns 25 dólares por minuto de atraso.*

O tempo todo que estava falando com ele, bufava enquanto caminhava para o estacionamento da torre magnífica de 60 andares, pela terceira vez, até meu carro. Era uma caminhada de mais ou menos onze minutos de ponta a ponta. E já era a TERCEIRA CAMINHADA.

— Será que não deixei cair no chão? — ponderei com Brad, enquanto tentava desesperadamente imaginar o que teria feito com aquela porcaria de chave. — *Ligo para você assim que chegar no carro e ligo para avisar se achei ou não* — terminei o telefonema com Brad.

O molho de chaves, na verdade, estava lá, mas não no chão. O que não havia percebido antes era que estava *na ignição*. Eu tinha esquecido a chave de manhã, depois de entrar cantando pneu no estacionamento, atrasada para uma reunião boba para a qual estava despreparada porque minha filha mais velha tinha passado a noite em claro com uma tosse esquisita que parecia um som de unhas raspando num quadro-negro. Embora eu estivesse convencida de que minha filha morreria naquela noite, graças a Deus ela estava bem. Na manhã seguinte, segurei meus olhos abertos com palitinhos.

Não só as chaves estavam na ignição... deixei o carro FUNCIONANDO O DIA INTEIRO! Como meu carro ainda estava lá e com gasolina suficiente para funcionar o dia todo? E por que não percebi que estava funcionando quando saí e voltei duas vezes, procurando a chave?

Foi aí que a realidade bateu de frente com aquela besteira.

Percebi que eu não poderia ter tudo, nem hoje nem nunca. Fiquei chocada e envergonhada por não poder ter tudo. Mas percebi que é quase impossível *alguém* ter tudo numa situação dessas – não importa o quanto seja educada, organizada, preparada e entusiasmada (quando nada mais restou, tentei lançar mão do entusiasmo, mas um entusiasmo leve não mascara a bagunça que eu havia descoberto). A maioria das mulheres de minha idade tinha aprendido que, se estudassem numa boa faculdade, trabalhassem bastante, fizessem os estágios certos e dedicassem muitas horas ao trabalho, seriam recompensadas com uma boa carreira, salário acima da média e oportunidade de promoções. Ninguém me ensinou como me manter no mercado de trabalho quando a carreira e o lar se entrecruzam e não sei para que lado ir. O que fazer quando você quer tudo – estar com seu filho e continuar na carreira pela qual se sacrificou tanto antes de se casar e pronunciar "bebê"? Eu tinha de sacrificar meu filho pela carreira?

Minha chefe era o exemplo de mãe para mulheres que trabalham fora. Por causa dos cabelos curtinhos, terninhos e seriedade profissional, ela se parecia mais com um homem, um conceito do início dos anos 1990, certo? Trabalhando 60 horas semanais e equilibrando dois filhos e um marido, eu me deliciava com os relatos de como ela mandava os filhos para cama com o uniforme da escola para poupar tempo na manhã seguinte, ou como os alimentava com waffles congelados a caminho da escola enquanto dirigia. Antes de ter filhos, eu me divertia com a ingenuidade dela. Depois de ter meus próprios filhos, fiquei apavorada. Com certeza, *eu* podia fazer melhor.

Mas o fato é que por mais que eu corresse, planejasse, pressionasse, equilibrasse, desejasse, sonhasse e rangesse os dentes, não conseguia fazer melhor... ser feliz, saudável e boa em tudo. Eu estava chocada. Eu era uma feminista educada e não era este o objetivo do movimento: salários iguais, oportunidade iguais e, o mais importante, o prazer livre de culpa de seguir uma carreira sem julgamentos? Merecia e estava destinada a obter o sucesso pelo qual tinha me esforçado tanto e por tanto tempo. Eu era vice-presidente da companhia. No cartão de visita que eu distribuía nas reuniões, havia muito sangue, suor e lágrimas. Deixar de trabalhar estava fora de cogitação tanto para mim quanto para Brad, que se sentia também orgulhoso de minhas conquistas profissionais. E deixar de trabalhar também estava fora de cogitação para nosso orçamento. Mas, da mesma forma, sair de casa todos os dias e deixar minha Mary Poppins se deliciando com meus filhotes... bem, também estava fora de cogitação.

Não publicaram livros nem promoveram seminários para esse assunto. Acredite, vasculhei para achá-los. Minha maravilhosa mãe também não ajudava. Na década de 1960, ela largou o emprego quando eu e meu irmão nascemos, e esse foi o fim de sua breve participação no mercado de trabalho. Sei que muitas mães, casadas e solteiras, não têm o luxo de uma Mary Poppins, e são obrigadas a deixar os filhos em alguma creche pela força das circunstâncias. Percebi que parecia uma menina mimada quando reclamava e choramingava sobre meu dilema, sobretudo para amigas que são obrigadas a trabalhar sob quaisquer condições. E tenho certeza de que aborreci aquelas que decidiram ficar em casa (e de quem estava secretamente, ou não tão secretamente, com inveja?). Na época, eu era abertamente rude com elas.

Não me preparei para esse desafio e lastimava a perda do sonho de ter tudo. Lutei amargamente contra o fato de que tudo isso não passava de uma grande mentira. Eu me senti traída, irritada, confusa e cansada. Na verdade, jamais estive tão cansada. Essa revelação foi um choque para meu sistema nervoso e precisei de algumas semanas e de muito vinho para absorvê-la. E, embora eu fosse especialmente sensível àqueles que me julgavam por minha decisão em trabalhar, ninguém me julgava mais do que eu mesma.

A maternidade é cheia de armadilhas. Como em todos os tipos de trabalho, cada mulher lança mão de habilidades diferentes para sua realização. Existem mulheres que são boas mães porque trabalham; há mães que desejam ficar em casa, deveriam estar em casa e se deleitam com o brilho das fofuras da maternidade. Existe o restante que luta pelas respostas corretas, porque o que parece correto num dia, parece errado no dia seguinte. Nesse meio-tempo, todos os especialistas em educação infantil discutem se as crianças sofrem por estarem na creche ou na escolinha, com a babá ou em casa com a mãe.

De algum modo, é isso que está na base de toda essa discussão entre nós, meninas. É difícil confessar que, apesar de todas as mulheres desejarem a mesma coisa, queremos de formas diferentes. E como nenhuma mulher sabe, de fato, o que está fazendo no começo, copiamos o comportamento umas das outras, ou de nossas mães ou avós. Assim é a sobrevivência humana. Aprendemos fazendo e observando o que os outros fazem e copiamos. E ninguém, pelo menos ninguém que eu conheça, gosta de achar que está tomando a decisão errada. Assim, para que eu esteja certa, você tem de estar errada... certo?

Mas o ponto decisivo para mim era se meus filhos sofriam quando eu trabalhava em período integral. Claro que não. Mas *eu* sofria. Eu sofria durante as reuniões de trabalho pensando na comida que Mary Poppins estaria dando a meu bebê no almoço. Eu evitava ao máximo as viagens a negócios (certa de que morreria num acidente e Brad teria de explicar à nossa filha que mamãe havia "escolhido" o trabalho em vez dela). Quando eu era obrigada a viajar, me ressentia de cada minuto fora da cidade, certa de que meu filho esqueceria o som de minha voz. Os problemas dos clientes me pareciam tão banais que não tinha paciência para escutá-los. Assim, no final de um dia longo e exaustivo, logo depois de ter deixado o carro funcionando no estacionamento, decidi mudar de estratégia. Desisti da ideia de que podia ter tudo, mas talvez, apenas talvez, com algum planejamento cuidadoso e muita fé, *eu pudesse ter um pouco mais daquilo que queria.*

Em seguida, veio o trabalho difícil – descobrir o que queria e o quanto estava disposta a fazer e sacrificar para consegui-lo. Quando eu pudesse ser capaz de responder a essa pergunta talvez me tornasse capaz de controlar meu destino. Não é isso que queremos? Conversei com Brad e quebramos a cabeça para achar uma estratégia para reduzir minhas horas de trabalho (e salário). Levamos uma pancada financeira para o bem da felicidade de todos (mais na minha felicidade, mas já ouviu falar na teoria "do devagar e sempre?"), e decidimos abrir mão de algumas necessidades e luxos que meu salário de período integral permitia. Passei a me sentir uma funcionária mais saudável e uma mãe melhor. Era uma esposa melhor? Acho que nem me passava pela cabeça.

Depois dessa epifania pessoal e profissional, comecei a missão de contar às mulheres mais jovens do escritório sobre "a grande mentira". Incentivava as meninas a pensar em como desejam que a vida delas seja antes do casamento e depois dos filhos. Aconselho a não se agarrarem a algo pelo qual se acham merecedoras ou que deveriam fazer, mas àquilo que realmente desejam. Na verdade, acho que há uma nova categoria de seminário de negócios a ser explorada: "A Grande Mentira – Como ter uma vida profissional e pessoal com graça e estilo". E lhe digo mais, contarei essa história à minha filha e às filhas de minhas amigas. Com certeza não tenho todas as repostas, e essa é a questão, não é? Ninguém tem. Não existe um manual para nos guiar, afinal, minha ideia de equilíbrio talvez não seja a mesma que a sua. Só sei que... Uma carreira de sucesso? Uma família funcional? Um marido feliz? Escolha dois itens, e falarei sobre eles. E começaremos por aí. Afinal de contas, para tudo há um tempo certo.

A princípio, escolhi a família funcional e a carreira de sucesso... não estava funcionando muito bem, como você já sabe. A história do carro funcionando o dia inteiro no estacionamento é um exemplo. Percebi que, para ter uma vida profissional feliz, meu casamento tinha de funcionar bem, o que exigia ainda mais trabalho. Assim, numa mudança sísmica, ambicionei ter um marido feliz e uma família funcional. O trabalho, embora ainda seja muito importante, está em segundo lugar.

Hoje, a administração da casa raramente é responsabilidade de Brad. Ele ama nossos filhos e nossa família, além de ser bastante solícito (embora não seja jeitoso) na casa. Mas não tem de se preocupar com a babá, com a assinatura de permissões para a escola ou em ficar em casa quando um filho não pode ir à escola. E se eu tiver uma reunião com um novo grande cliente em Rochester? Bem, sou eu quem liga para a sogra, a vizinha ou melhor amiga para me ajudar. Algumas vezes, eu me sentia bem com essa distribuição desequilibrada de trabalho, pois aliviava minha culpa de mãe que trabalha. E as horas que perdia *no trabalho* inscrevendo o filho no futebol, coordenando o rodízio de carona do balé e administrando a papelada da escola? Minha chefe teria um colapso, mas meu marido nem se abalaria.

Uma das partes mais brutais de deixar a arena principal do trabalho e optar por uma função de meio-período era controlar meu ego. Era muito brutal. Depois de uma carreira construída com trabalho duro para conseguir um lugar ao sol, tive de contratar e treinar quem me substituiria, e passar a um cargo mais condizente com o meio-período. Eu não era mais convocada a reuniões de alto nível... geralmente são realizadas no final do dia, nos dias em que eu não estava no escritório. Eu não era mais a referência para a equipe de jovens executivos que havia contratado, treinado e sido mentora. Achei que seria muito fácil abandonar o controle, o escritório, uma equipe de pessoas brilhantes, toda a correria. Afinal, estava abandonando esse poder e controle por algo realmente bom... uma vida mais tranquila. Mas, às vezes, eu me sentia ofendida, porque o trabalho era algo que eu dominava. Ficar em casa, mesmo meio-período, era um território novo.

Agora estou nas trincheiras da vida familiar, administrando as minúcias do cotidiano – louça, roupas para lavar, supermercado, faxina, preparo das refeições, arrumação, separação de meias, organização da papelada. Alterne tudo isso com o papel de Profissional no escritório. Algumas vezes fico confusa sem saber quem sou. Embora esse arranjo fosse escolha minha, os detalhes de cuidar de uma família e trabalhar nem sempre beneficiam a Garota de Grandes Ideias. Em algumas ocasiões, essa confusão gerou conversas entre mim e minha lava-louça, discutindo se ela poderia passar mais um dia cheia. Eu sei que minha lava-louça é um objeto inanimado, mas às vezes juro que ela ri quando me inclino pela milésima vez consecutiva para esvaziá-la.

O que me impede de dar umas pancadas na lava-louça é o apoio de Brad. Ele não traz trabalho para casa e me ajuda à noite. Como ele trabalha na melhor companhia do mundo, tem um equilíbrio entre trabalho e vida pessoal notável e provavelmente incomum. Até cinco anos atrás, Brad trabalhava comigo numa agência de publicidade. Mas o que Brad viu na nova empresa não só foi o desenvolvimento profissional, mas também uma maravilhosa atitude que lhe permite participar da vida familiar. A empresa acredita no velho e bom clichê de que as pessoas trabalham para viver e não vivem para trabalhar.

Brad sai cedo para o trabalho, às 7h30 já está em sua mesa e viaja muito. Mas quando está no escritório, volta para casa entre

5h30 e 6 horas. Ele pode cuidar da hora do dever de casa, ajudar com o jantar e levar as crianças para o banho e para a cama. A ajuda dele me permitiu a energia para o Presente.

Estamos em 2003, quando eu lutava por equilíbrio, Brad e eu sentíamos que estávamos longe de um equilíbrio de responsabilidades, e pior que isso, numa interminável batalha por poder. Ao voltarmos de uma viagem a negócios na Califórnia, para a qual Brad tinha me convidado, começamos a velha ladainha de quem deveria fazer o quê. Não havia nada melhor para começar uma briga do que um vôo de cinco horas para casa:

— Se tenho de lembrar e me manter informada de todos os aniversários de sua família, de forma que eu possa *lembrá-lo* de mandar um cartão de aniversário e um presente, por que eu mesma não mando a porcaria do presente? — perguntei.

— Eu disse que você não teria mais de preocupar com isso. A família é minha.

— Bom, se acabo lembrando você de cada aniversário ou data especial, você não está se preocupando com isso, está?

Vai e vem, vai e vem. Bons tempos...

Nós estávamos transformando nossa indigestão produzida pela companhia aérea numa úlcera de maiores proporções, enquanto discutíamos sobre quem era responsável pela compra dos estúpidos presentes de aniversário para a família dele. Definitivamente, era um ponto delicado entre nós, pois já havíamos tido problemas antes por presentes atrasados e falta de votos de feliz aniversário. Então, tive uma ideia brilhante, cegantemente brilhante: uma descrição de tarefas para a família Muller. Sim, amigas, eu adicionei ao meu currículo o cargo de Chefe de Operações da Casa Muller, enquanto Brad era o presidente. Revezávamos as responsabilidades de Chefe de Operações Financeiras, mas acabaram nas mãos de Brad de uns anos para cá – o que não quer dizer, necessariamente, que ele tenha uma forte competência financeira, pois é pouco mais competente que eu, e sou uma completa perdedora de dinheiro.

Ficar em casa depois que o bebê nasce não é uma certeza para a mãe, pois nem sempre o marido consegue sustentar a casa. Hoje, supõe-se que o casamento tenha responsabilidades igualmente compartilhadas, mas será que tudo tem mesmo de ser igual? E se Brad e eu decidíssemos usar os pontos fortes de cada um, sem mais o eterno "*Eu fiz isso, agora é sua vez de fazer aquilo*". Em vez disso, teríamos a última palavra nos assuntos em que cada um tivesse interesse absoluto, conhecimento do assunto e domínio. Por exemplo: Brad não opina sobre a nova máquina de lavar roupa, exceto no quanto ela custa, pois seu interesse é no orçamento. Mas como ele não tem conhecimento sobre o funcionamento da máquina, nem domínio na arte de lavar roupa, eu tomo a decisão final.

As descrições de tarefas serviram como um bom conjunto de proteção ao longo dos anos – deixamos de fazer cobranças e passar pela ladainha do "você fez isso?" o tempo todo. Existem cinco categorias-chave de nossas responsabilidades: crianças, casa/família, finanças, cônjuge e social, mais uma visão geral. Esses papéis não são uma ferramenta para governar sobre o outro, de um jeito irritadiço e exigente. Sei o que está passando por sua cabeça: não, não há categoria para intimidade. Fizemos esses planos há três anos. Meu Deus, eu não era a esposa evoluída e na intensa sintonia de hoje! Infelizmente, nunca havia me ocorrido que eu não estava focada em ser uma esposa melhor para "como é mesmo o nome dele?", sabe, aquele homem alto de olhos verdes. Volto a esse assunto adiante.

Ao refletir sobre aquele tempo, quando eu fazia malabarismo com todas as minhas atividades e deixava a intimidade de lado, decidi perguntar a Brad sobre o que ele achava daquela situação. Na opinião dele, não estava sendo negligenciado. Foi criado por uma mãe solteira, que trabalhava o dia todo. O pai nunca mais apareceu depois do divórcio, e eles se esforçavam muito para manter as finanças em dia.

— Como não fui criado por um pai e uma mãe, não tive um modelo de comportamento conjugal afetuoso. Quando me casei, tudo era lucro. Queria muito me casar com você e estava feliz por deixar de ser um solteirão que tinha de se virar na cozinha. Minha vida foi tão boa. Depois do nascimento das crianças, a troca por pouco sexo ou nada, parecia um sacrifício, mas estava disposto a cumpri-lo para manter minha mulher feliz (e saudável) e manter a aparência de boa vida que eu tinha conhecido e de que gostava. Tinha um ótimo trabalho, um menino e uma menina saudáveis, uma casa boa e bons amigos e vizinhos. Podia ignorar a falta de sexo, afinal, tudo tem um preço.

Meu Deus!

Embora Brad não estivesse a ponto de jogar tudo fora, havia uma tensão no ar, mas eu estava ocupada demais para notar. Seria uma experiência interessante se nos relacionamentos pudéssemos ser reconhecidos por um bom trabalho. Como nos acostumamos com o mundo corporativo estruturado com recompensas, a ausência de benefícios é uma transição desafiadora. Não há promoções, 365 revisões de seus colegas, bons almoços nem comemorações de fechamento de bons negócios e aquisição de grandes contas. Ninguém aparece em seu escritório para dizer: "Você arrasou na reunião. Ótimo trabalho!". Nem vou falar sobre a maternidade como a profissão menos reconhecida do mundo, pois os cartões de dia das mães e minha avó trataram desse sentimento bastante bem ao longo dos anos, obrigada.

MAS, se aproveitássemos algumas lições do mundo corporativo e as aplicássemos no casamento, chegaríamos à conclusão de que estamos subestimando nosso bem mais importante. E quando se trata de intimidade, provavelmente subutilizamos um benefício fundamental. Dessa forma, além da descrição de tarefas específicas, Brad e eu podíamos estabelecer uma estrutura de bônus baseada no desempenho. No mundo profissional, as pessoas ganham aumento de salário, promoções, almoços, placas ou prêmios baratos. Se tivéssemos uma estrutura de bônus ligada à nossa descrição de tarefas conjugais, seria uma grande mudança, não seria? Ou seja, se alguém dissesse a Brad que ele receberia 100 mil dólares (só para ilustrar) para ser o melhor marido e cônjuge por um ano, de acordo com a descrição de tarefas determinadas por *moi*, aposto que ele (e qualquer bom marido) agarraria a oportunidade. Eu também faria –, alguém gostaria de viajar para o Havaí?

Colocar várias coisas, inclusive intimidade, na mesa da cozinha para discussão e negociação, deveria ser um processo de desenvolvimento num relacionamento – que envolve assuntos de família, mudança de emprego e aumento de responsabilidades. Trabalhar numa empresa que lhe ensina tudo sobre sua política corporativa é um bom começo para aplicar alguns desses princípios em casa. Recompensa, prêmio, mas não se esqueça de arrumar as coisas quando quebram. E quando tudo falha, tente uma apresentação de slides de PowerPoint.

Minha boa amiga Teresa está negociando questões de poder e controle em seu casamento. Parece que o modo atual de comunicação não estava funcionando, pois certa noite John disse a ela:

— Estou muito cansado de viver na Terra da Implicância.

Ao que ela quase respondeu:

— Conheço bem o lugar, fica do outro lado do rio em "Você me Torra a Paciência".

Mas, em vez de dizer isso, ela decidiu tentar algumas outras táticas – deixar de pedir ajuda, não esperar ajuda e, algumas vezes, não ter ajuda. Mas isso é assunto para outro capítulo. O que me surpreendeu foi como Teresa superou o impasse das comunicações. Ela usou PowerPoint. Ela montou uma apresentação intitulada "Como Teresa e John Podem Chegar à Mesma Página".

— Fui até o escritório de John e apresentei a ele – ela me disse.
E o que aconteceu? — perguntei.
— Bom, fiz a apresentação e no final começamos a conversar, o que foi ótimo.

Se eu estou em casa, evitando a lava-louça, ou no escritório, montando uma apresentação, mal posso esperar para sair com minhas amigas. Toda mulher que trabalha, não importa a situação de sua vida: casada, solteira, com filhos ou sem filhos, merece uma noite de descanso. É por isso que o meu Clube do Livro, de quase quinze anos, é um território sagrado. Diferentemente de outros grupos com o mesmo nome, nosso grupo realmente lê e discute o livro do mês. Bebemos vinho, comemos e passamos um tempo juntas. Passamos por casamentos, divórcios, bebês, empregos e outras mudanças variadas de vida. Muitas mulheres têm essa válvula de escape, seja um grupo de Confidências, um Clube do Jantar ou uma Associação de Trabalhos Manuais (não conheço ninguém de uma organização como essa, admito). Mas o resultado é o mesmo: um lugar seguro para falar sobre assuntos que nos deixam loucas quando estamos em casa.

Depois de mais ou menos 100 dias de meu ano especial com Brad, decidi relaxar e falar para minhas amigas, algumas das quais conheço desde a faculdade, sobre esse assunto. Além disso, minha nova experiência era estimulante. Nossa, a história parecia um raio na cabeça delas.
— O que estava pensando?
— Não vai fazer isso por um ano inteiro, vai?
— Faça o que fizer, não *conte* ao meu marido.
— E nas ocasiões especiais. O que você vai fazer?
— Você gosta de fazer sexo todos os dias, pelo menos?
— Puxa, será que consigo fazer isso... pelo menos por uma semana.
— Menina, você bebeu?
Essas foram algumas coisas que ouvi.

Mas, de modo geral, fiquei bastante surpresa pelo apoio que recebi da maioria. Na verdade, uma noite em que disse que não poderia ir a próximo encontro "Noite do Martini", num barzinho da vizinhança, recebi todo o apoio e até um "é isso aí, menina!". Depois do choque inicial, não houve muito julgamento. Se havia, eu não ficava ciente disso. Depois de superada a surpresa da história de meu presente de aniversário, e as piadas em torno do assunto, minhas amigas reconheceram que se tratava de um esforço sério e importante, e para celebrar aquele objetivo, minhas amigas e eu fizemos vários brindes de apoio. Num mundo onde somos bombardeadas com pequenas invejas e maldades, em que as mulheres se alfinetam umas às outras, o sentimento que reinava entre minhas amigas era bom. Talvez minhas amigas estivessem gratas pelo fato de ser eu e não elas, e mantiveram seus comentários sarcásticos para si mesmas. Mas, na verdade, acho que o bom sentimento se devia à busca de um objetivo admirável, e elas estavam secretamente animadas por mim. Não acho que nenhuma delas aspirava a ser como eu, mas acredito que todas nós, em nossa vida louca e atribulada, aspiramos a uma conexão melhor, mais próxima, com nosso marido. E, na opinião delas, talvez eu estivesse no caminho de consegui-lo.

Depois de apenas alguns meses, *sabia* que estava a caminho. Estava agradecida por meu pequeno grupo de apoio. Não importa se você trabalha fora ou fica em casa, se tem filhos em escola particular ou pública, se frequenta um clube de campo ou o clube público, a intimidade é uma experiência comum – e aparentemente um dilema constante – a todas nós. Às vezes, as coisas mais intensamente pessoais são as que acontecem a todas nós – ou pelo menos a muitas. Como negociar sexo com o marido é um exemplo. A intimidade é um ótimo equalizador... não importa a condição econômica, a raça, o nível de escolaridade nem o local de moradia, a intimidade é o elo que une um relacionamento.

Em contraste, Brad não contou a *ninguém*. Nem mesmo a seu melhor amigo. Fiquei surpresa.

— Você me disse que a maioria dos maridos dos Estados Unidos ficaria animada com esse presente. Por que não contou a ninguém?

— Bom — ele disse — em primeiro lugar, é assunto nosso. E em segundo, não é tema de conversa.

Certooo. Eu tinha me esquecido. As mulheres falam sobre as complexidades da vida o tempo todo – maridos, filhos, sexo, vizinhos. E homens falam... deixa para lá, eu não sabia do que os homens mais falam porque pensava que falassem de *sexo*!

Novembro:

Abençoados os Laços que Estrangulam... que Unem

— Meu bem, sabe quem ligou? — Brad disse, enquanto eu entrava pela porta com uma travessa para salgar o peru de quase 7 quilos do Dia de Ação de Graças.

Coloquei a travessa na bancada.

— O que você disse? Você fez o trabalho sujo para mim e disse que não posso ser voluntária para ela no comitê? — perguntei.

— Não, disse a ela que você estaria fora o dia inteiro, participando do mutirão para reconstrução de casas, com ferramentas manuais e vendada.

— Ótimo! Ela entendeu o recado?

— Claro que não, quer que você ligue imediatamente. Antes que ligue, vamos praticar. Olhe para mim. Diga NÃO. Diga comigo: Nããããooooooooooo — Brad entoava enquanto apertava minhas bochechas, de modo que minha boca formasse um "O". Eu tentei, mas meus lábios simplesmente não formaram as palavras.

— Isso é ridículo — Brad disse. — Você nunca teve problema em dizer não para MIM.

Bem, ele tinha razão.

Por que eu, e muitas mulheres que conheço, não conseguimos dizer não para a Associação de Pais de Alunos, o Grupo da Igreja, o Teatro das Crianças, a Associação de Bairro ou o Clube de Futebol, mas podemos dizer não para o marido dia sim, dia não? Minha amiga diz que acorda todo os dias e tem de decidir quem será naquele dia – mãe da Associação de Pais, motorista do rodízio, *designer* e proprietária de um pequeno negócio, lavadeira, faxineira, Cozinheira etc. *"Nunca acordo e decido ser Esposa"*.

Na era das Esposas Multitarefas, muitas de nós não cumprem todas as "tarefas". Em vez disso, ampliamos nossas tarefas no trabalho, na escola, na igreja, na associação de aigos do bairro, etc.

Mas aqui reside a verdade, pelo menos para mim: todo mundo sabe quando você NÃO se oferece para uma atividade na escola, leva seus filhos ao coral ou deixa de preparar um prato para o piquenique da vizinhança. Ou você faz, ou não faz. Mas ninguém sabe quando você NÃO faz sexo com seu marido (a não ser ele, claro). Você pode ser a pessoa mais admirada do quarteirão por fazer boas ações e por boa vontade com cada cidadão, mas poucos maridos vão pedir por ajuda voluntária para que a mulher volte a ter vontade de fazer sexo. Você pode imaginar alguém mandando um e-mail: "Pessoal, estamos procurando uma ou duas pessoas dispostas a dedicar algumas horas a uma ótima causa: Phil precisa de ajuda ou sugestões de como fazer Jennifer manter uma vida sexual com ele. Se você tem experiência no assunto e pode ajudar, responda hoje mesmo! Obrigado e tenha um ÓTIMO DIA!".

Por muito tempo, coloquei coisas importantes, mas nunca a mais importante, acima de meu relacionamento com Brad. Eu era presidente do conselho do Final de Semana na Escola, era professora da Escola Dominical, planejava os eventos sociais da vizinhança, montava o projeto do boletim informativo da escola fundamental, fazia malabarismo com os pedidos dos clientes. Fazia conferências enquanto preparava o jantar e cuidava da roupa. Ligava para minha mãe... minha melhor amiga... minha cunhada... minha babá para ver se estava tudo bem, verificava o e-mail cerca de 258 vezes por dia, fazia biscoitos para... (na verdade, fazia por prazer). Certamente, essas coisas têm sua importância (na verdade, acho fazer biscoitos MUITO IMPORTANTE!). Mas Brad também era importante. Embora eu respondesse, a qualquer operador de telemarketing, que ligasse para fazer uma pesquisa sobre meu casamento, que numa escala de um a cinco, sendo cinco MUITO IMPORTANTE, que meu casamento, era um cinco, não estava vivendo essa afirmação no dia-a-dia. Percebi que minha vida atribulada tinha várias oportunidades perdidas de me ligar a meu marido, e quando eu adicionava o caos dos feriados a tudo isso, a aproximação íntima e pessoal era um desafio ainda maior.

Então, nesse Dia de Ação de Graças percebi que precisava reduzir a velocidade e reorganizar algumas coisas. Compreendi que, embora eu fosse grata pela escola, igreja, vizinhança etc., eu precisava ser mais grata por tudo o que residia dentro das quatro paredes onde eu morava – meus filhos, meu marido e o presente da intimidade, que tem sido realmente um presente para nós dois.

Decidi fazer de tudo para confirmar o que o feriado Ação de Graças representa e aproveitar esse período de agradecimento – um tempo de descanso com a família... e Brad. Eu relaxaria e focalizaria as atividades de qualidade que me proporcionavam tanto prazer. O passatempo nacional do período de Ação de Graças: assistir à tevê, comer demais e dormir.

Há pouco tempo conheci uma mulher que não tem televisão e fiquei pensando como ela passaria o Dia de Ação de Graças. Sem a parada do Dia de Ação de Graças da loja de departamento Macy's? Sem futebol? Sem *A noviça rebelde*? Ela não é uma mulher extravagante e estranha (pelo menos, não acho que seja, mas mal nos conhecemos). Ela é simpática, atraente, casada e com filhos. Ou seja, *parece* normal. Fez uma brincadeira sobre o quanto está desinformada, pois não assiste à tevê. Então pensei "como consegue chegar ao final do dia?". Mas aí pensei em todas as bobagens ridículas e péssimas da televisão que não corromperão o cérebro daquela mulher nem sequestrarão seu tempo de lazer, o que acontece comigo.

Alguns anos atrás, era viciada em dois tipos de televisão. Televisão ruim, ou seja, *ruim* mesmo, sem nenhum valor social, com aquele tipo de programa que, ao terminar, gerava uma leve náusea. Era como sua mãe costumava lhe dizer: "Se tem uma sensação estranha quando está fazendo alguma coisa, é porque não deveria estar fazendo isso". Era assim que eu me sentia quando assistia àquele tipo de televisão. Eu sabia que não deveria assistir àquilo. Não ria nem aprendia nada, a não ser saber o quanto a televisão era depravada. Não era arte nem televisão de alto conceito, era uma programação de baixo nível a que nem meus filhos, nem os seus deveriam assistir, jamais. Na maioria são *reality-shows* sobre celebridades desgastadas, relacionamentos desgastados, programas sobre controle de peso e autoimagem, sobrevivência em locais remotos com apenas um clips de papel, educação em famílias disfuncionais, ou simplesmente um bando de pessoas agindo feito bobos porque a câmera está apontada para elas. Na verdade, metade do tempo eu ficava diante da tevê pensando como aquela porcaria estava na tevê a cabo regular! Por favor!

Eu me odiava quando o programa acabava, porque nunca poderia ter aquele tempo de volta. Estava perdido para sempre naquele minúsculo buraco negro chamado Cérebro de Charla. Que tipo de trabalho de arte eu poderia ter criado durante aquele tempo? Poderia ter aprendido a tocar um instrumento musical, finalmente lido *Guerra e paz*, aprendido mais sobre a mudança climática ou pesquisado bons investimentos em ações? Agora entendo por que Jane Austen conseguiu escrever todos aqueles livros maravilhosos: ela não tinha tevê!

Mas racionalizei de que precisava de meu tempo de descanso, aqueles momentos em que poderia arrancar a capa de Supermãe, me aninhar no sofá e assistir a um programa inconsciente. Depois de um tédio absurdo, percebi que precisava dormir, mas minha cabeça girava, eu estava agitada, sobrecarregada com o pensamento do que não usar, de como não desfilar diante de Brad ou de não ser convidada para um encontro. Lamentavelmente, não me ocorria que estava evitando uma oportunidade de me aninhar com Brad.

Então, essa sobrecarga sensorial me veio à cabeça e tive de parar com a loucura! Não estava fazendo as coisas importantes – ler livros e revistas, fazer meus estudos bíblicos, vasculhar meus livros favoritos de culinária, separar a correspondência. Percebi que deveria exercitar a disciplina e diminuir meu tempo de televisão, pois estava tomando um tempo valioso, se não uma porção de energia a cada *zapeada* pela programação. E não era um momento em que eu me conectava a Brad, conversando sobre algum filme lacrimoso ou discutindo sobre os convidados do *talk show*. Eu tinha ficado preguiçosa e complacente com o final das minhas noites e precisava pôr um fim naquilo. Passei a uma terrível greve de televisão. Embora tivesse atravessado a linha de piquete uma ou duas vezes (uma mulher precisa ter um pouco de ousadia, certo?), estava me sentindo menos desgostosa comigo e achei que estava mais sociável. A única desvantagem que me preocupava era o fato de comprometer minha habilidade de discutir cultura inútil com as amigas. Mas acabei descobrindo um segredo: não é preciso *assistir* à tevê para saber o que está acontecendo *na* televisão. Os homens, a propósito, sabem disso há anos – desde o advento da *Sports Illustrated e Revista ESPN*. Você pode ler quem acabou de ser eliminado da ilha/casa/cozinha/etc. na internet. Você pode ler na *People* sobre o enredo dos programas mais populares da tevê.

Minhas amigas não acreditaram quando anunciei que estava fazendo greve de televisão, pois ainda podia falar sobre cultura inútil com autoridade. "*Não venha com essa de que não assiste mais tevê* — diziam, alvoroçadas. Leia qualquer tabloide na fila do caixa do supermercado, revistas das amigas, e será uma especialista em tevê de má qualidade, sem ter de assistir. Não vou enganar você. Percebi que tinha transferido meu problema em vez de solucioná-lo, mas funciona para mim. Agora, passo tempo com Brad, leio mais, faço meus estudos bíblicos (é dureza!) e durmo melhor do que nunca.

Existe um tipo de programa feliz e cativante que defendo e ainda assisto – programas de culinária. São pequenas gotas de açúcar em meu dia. Programas de culinária são a antítese da tevê porcaria. Adoro, saboreio (hum)eu me deleito com eles. Eles me deixam contente, às vezes, quase boba, e até, de vez em quando, me fazem rir. São alguém lhe dizendo "Eu resolvo tudo". Todo mundo fica feliz e animado (com certeza, alguns são agradavelmente felizes e animados) enquanto preparam pratos maravilhosos em cozinhas bem iluminadas e lindamente decoradas. Tudo de que precisam está à mão – *nunca falta nada* (de novo, o oposto dos *reality-shows*, em que todo mundo parece sentir falta de alguma coisa, como dinheiro, amor, paz, fama, uma sala nova ou beleza). Alguém comprou todos os ingredientes, provavelmente, sem duas crianças irritadas e famintas, preparou as ervas, os legumes e as verduras e, em minutos, criam algo substancioso com graça e facilidade.

Esses cozinheiros e *chefs* estão exibindo seus talentos em vez de revelarem seus mais profundos e obscuros defeitos e segredos (e nós todas nos sentimos melhor com isso, você não acha?). A impressionante habilidade com a faca, quando picam uma cebola, a rapidez manual ao enrolar um crepe, ou a habilidade de apertar a massa da torta de forma perfeita. Eu gravo meus programas de culinária e os assisto com frequência – meus filhos assistem comigo e sabem de cor o nome dos meus apresentadores favoritos. É uma das poucas coisas a que podemos assistir juntos, e todo mundo fica contente com isso. Pois, em programas de culinária, todo mundo sai ganhando.

Diferentemente da televisão ruim, os programas de culinária são inspiradores – também serei serenamente feliz, quando puder assar um carneiro para vinte amigos. Eu me sinto uma pessoa melhor depois de assistir a esses programas... bem, pelo menos um pouco.

Mas, em novembro, tenho menos tempo para meus programas culinários gravados, isso porque a máfia do esporte sequestrou minha televisão, minha casa e meu casamento. Sem mencionar que estou cozinhando feito louca. Para meu horror, o gravador (amo meu gravador, mas preciso mais do que ele!) só pode gravar dois programas ao mesmo tempo, do contrário Brad gravaria jogos de golfe, de futebol *e* de beisebol. O problema é que não existe mais *temporada* de esportes. Quase todos os esportes profissionais têm campeonatos anuais. Beisebol não se restringe mais ao verão, e hóquei não acontece só no inverno. Que saco essas séries mundiais em novembro! E o hóquei no gelo em junho? Golfe o ano inteiro e o campeonato de basquete também. Não me deixe começar a falar desse programa monstruoso. Brad está vivendo, de forma indireta, das equipes esportivas, eu estou ocupada, aspirando ser a próxima culinarista famosa e nós nos encontramos no meio, na mesa da cozinha.

Como resultado de menos televisão e mais momentos íntimos, passei a dormir melhor, me sentir melhor e assistir a meus programas culinários alegres à vontade no meu DVD. Não pude acreditar em minha sorte, era como se eu tivesse descoberto o Cálice Sagrado; a equação perfeita: Intimidade todo dia – televisão porcaria + meus programas favoritos de culinária gravados no DVD = sono melhor e um marido feliz. Vivas para mim!

Ação de Graças é um feriado fantástico para nós: para mim, como uma amante da culinária, e para Brad, fã de esportes. Eu adoro promover festas. Adoro, adoro, *adoro*! (Felizmente, Brad também, ou passou a adorar depois de dez anos comigo). O componente culinário nem sempre é fácil para mim, mas, pelo menos, não tenho de exagerar na decoração da casa (ver dezembro) – alguns crisântemos alegres para a varanda e guardanapos com perus, e é tudo. Posso focar na pesquisa de cardápios, no preparo de deliciosas refeições, na mesa bonita com a porcelana do casamento e aproveitar a reunião em família. Exceto, claro, quando temos de assistir a jogos esportivos. A tradição dos times de futebol de Detroit e Dallas se confrontando no Dia de Ação de Graças é quase tão antiga quanto o próprio feriado, de acordo com Brad, que também tinha de me explicar o significado de "confronto" (um código para um jogo muito, muito vibrante). A avó dele era a maior fã da família, e quando ela recebia a família para o Dia de Ação de Graças havia alguns anos, ajudava a servir o peru para catorze pessoas entre os jogos, sem perder um lance.

Mas antes de começar a tirar as assadeiras do armário, tinha um compromisso importante, que não podia recusar. A última festa de Ação de Graças de meu filho, na pré-escola. No Dia de Ação de Graças do ano posterior, meu filho estaria na escola fundamental, iria para a escola de ônibus e aprenderia a ler. Se pelo menos eu pudesse parar o tempo e saborear um pouco mais esse dia encantado, quando meu menino e seus amiguinhos estão fantasiados com sacos de papel pardo, chapéus de papel e cocares de penas. Alguns são índios; alguns, peregrinos. Estão comemorando o *autêntico* Primeiro Banquete: frango, pão de milho e macarrão com molho de queijo. Fui envolvida por aquele momento puro e encantador. As crianças dessa idade são muito gentis e generosas e me lembram que a temporada de Ação de Graças é sobre ser grato, claro, mas também sobre ser gentil e generoso.

Então, passei de convidada da festa de crianças de cinco anos, no salão de esportes da igreja, a anfitriã generosa e gentil da família de Brad, que incluía a mãe, a irmã, o irmão e a esposa e seus dois filhos. Seis adultos e quatro crianças. Tive um jantar na quarta-feira, um *brunch* e cardápio de Ação de Graças na quinta-feira, e um plano para sexta-feira e sábado. Fácil. Planejei meu cardápio (bem variado). Tinha feito uma lista depois da outra e esquematizei minha semana, definindo o que prepararia na terça e na quarta até para chegar ao dia do peru.

Fiz as compras de legumes e verduras na feira, no varejão e no supermercado. A bola de queijo de minha avó (quase um nome próprio. Minha filha pergunta: "Você vai fazer a Bola de Queijo?") e camarões marinados como aperitivos. Um peru assado no forno, marinando por uma noite, numa mistura de água e mel; purê de batatas com alho e molho de carne; abobrinha recheada com pão de milho; aspargos tostados, e de sobremesa, *cheesecake* de abóbora com massa de bolacha de gengibre para os adultos, e barrinhas de abóbora para as crianças.

Fiz umas coisas para o lanche e o café-da-manhã, uma mistura de queijo gorgonzola com nozes, bolo de café e creme azedo com pêra, e alguns biscoitos de aveia com pedacinhos de chocolate. Também tinha esperado, ansiosa, por uma nova receita de sopa de peru (Brad adora sopa de peru depois do dia de Ação de Graças... ou será que é a mãe dele?). De qualquer forma, minha receita incluía espinafre fresco e *tortellino* de queijo. E, por último, mas não menos importante, *waffles* sob medida, da minha incrível máquina de fazer *waffles*, como aquelas que eles têm no café-da-manhã de hotéis.

Não ficou pedra sobre pedra... nenhum armário de despensa foi deixado sem estoque. Eu estava em dia com a tarefa.

Mas, quando Brad e eu nos casamos, eu ainda não tinha dominado a arte de fazer o melhor de mim e preparar sozinha uma refeição para tantas pessoas. Por duas razões. Uma, eu não gostava de cozinhar. Sim, é verdade, existem algumas pessoas do Sul que nunca aprenderam a cozinhar. Dois, nunca tinha precisado cozinhar nada, muito menos sozinha. Em retrospectiva, passar a maior parte dos feriados, antes de me casar, na casa de minha avó, com três gerações de cozinheiras, era um verdadeiro déficit culinário para mim – não havia espaço, necessidade e, certamente, oportunidade para que eu cozinhasse. Minha avó, mãe, duas tias e algumas das primas mais velhas cacarejavam na minúscula cozinha como um bando de galinhas, cuidando de cozidos, carnes, legumes, biscoitos e pães, e um estonteante desfile de sobremesas. Meus familiares chegavam atravessando a porta de tela, trazendo ainda mais comida. Até os 30 anos, não havia comido uma refeição de Ação de Graças que não tivesse algum parente com sobrenome Snow. (Exceto no dia que minha colega de quarto da faculdade se casou durante o feriado de Ação de Graças e comi na casa da família dela...

incluindo a tia-avó Zora, com quem dividi o quarto durante o feriado todo. De novo, só apareci para a refeição... e ajudei tia Zora com o zíper, uma ou duas vezes).

Assim, nos primeiros anos de casamento, eu não estava acostumada com a ideia de compartilhar os feriados com alguém que não fosse de meu sangue e, certamente, não estava acostumada à ideia de preparar uma refeição para alguém que não fosse de minha família. Então, no início de nosso casamento, eu me sentia oprimida em planejar e executar uma refeição. Isso sem mencionar a faxina da casa antes e depois do evento. Embora Brad fosse hábil com o aspirador de pó, não trouxe nenhuma habilidade culinária à nossa maravilhosa união. Na verdade, acho que a única coisa que trouxe no quesito culinário deve ter sido um *grill* George Forman e uma receita de molho de espaguete, que incluía carne moída, molho enlatado e um vidro inteiro de orégano seco. Hum. Não tínhamos recebido minha família, que ainda morava nas montanhas.

Nos primeiros anos, quando tinha a responsabilidade de servir o peru à família de Brad, fazia de tudo para conseguir cumprir essa tarefa. Mesmo no ano em que eu estava grávida de nosso filho e enjoada de ver aquela ave bege e pegajosa, gritei, do sofá, instruções de como rechear o peru para Brad e a irmã. Naquele tempo, o estresse de tudo aquilo tirava minha vontade de celebrar a temporada com Brad entre os lençóis. Eu ficava tão cansada de receber a família que não tinha energia ou inclinação para entreter mais ninguém. Se Brad estava interessado em outra coisa que não peru e acompanhamento, que esquecesse. Legal, não? Se isso trouxe alguns momentos estranhos entre nós, não percebi. Mas eu estava tentando... pelo menos, na cozinha. Eu tinha comprado uma travessa para servir na mesa e aprendido uma receita de ovos cozidos com pimenta. Testava pratos novos e fazia experiências com as receitas. Brad estava feliz com a ideia de receber sua família (era o ano da família dele) e eu estava aprendendo sobre organização, preparo e planejamento de cardápio.

Então, neste ano, não tinha preocupações! Alguns anos de prática e sem um bebê na barriga significavam que estava preparando um delicioso banquete de Ação de Graças *e* providenciando alguma intimidade diária com Brad. Agora, eu monitorava a cozinha de manhã e à noite partia para o quarto para bons laços de intimidade com Brad. Depois voltava para a cozinha para embalar os biscoitos já frios ou montar o *cheesecake*. Eu estava na área de Nigella – sexy e cozinheira – sem dúvida.

Ficava nessa área e trabalhava até 5 horas da tarde no dia de Ação de Graças. Logo depois a maravilhosa refeição (me vanglorio, óbvio!) foi servida na sala de jantar e saboreada por seis adultos agradecidos e quatro crianças bagunceiras. Tirei o peru do forno um pouco cedo (meu cunhado e eu JURÁVAMOS que o termômetro registrava 180º graus!), então, depois de muita discussão, tive de colocá-lo de volta no forno. Meus aspargos estavam tostados um pouco além da conta, mas o recheio estava sensacional e as batatas estavam perfeitas (ainda que com bastante alho). E *pièce de resistance* – meu *cheesecake* de abóbora com massa crocante de biscoito de gengibre deliciosamente assada em banho-maria. Era fantástico, na verdade tão fantástico que minha cunhada me perguntou: "Esse cheesecake é incrível... onde você o comprou?".

Quase cuspi *cheesecake* na roupa. Fiquei muito, muito triste por alguém pensar que *meu* cheesecake, delicadamente batido com 900 gramas de *cream cheese* e assado em banho-maria fosse *comprado*. Minha cunhada fez um comentário honesto. A família dela acha que sobremesas prontas congeladas são ótimas. Classifiquei o ocorrido como mais um dos mal-entendidos entre Norte e Sul e considerei o dia um sucesso.

Mais tarde, embora o pessoal tenha feito grandes elogios a meus dotes culinários e tinham limpado a mesa, meus pés começaram a doer, minha cabeça a latejar e comecei a desabar. Desde segunda-feira estava preparando aquela refeição de Ação de Graças e só queria me sentar... por um... minutinho e... descansar os pés... Acabei dormindo no sofá, com um monte de gente circulando na cozinha, embalando comida, lavando a louça, colocando panelas de molho e desfiando o peru para a sopa e armazenamento... Deus abençoe minha sogra, que sempre desfia o peru para a sopa e armazenamento, não importa em que casa esteja.

Mesmo com minha elevada necessidade social e estranhos surtos de energia culinária, existem momentos em que simplesmente preciso de tempo – mesmo que as sobras ainda não tenham esfriado e eu esteja, vergonhosamente, roncando no meio do caos pós-refeição. Depois, me arrastaria até o quarto – uma das coisas boas sobre o presente é que pode se tornar uma parte regular do repertório "Descanso e Relaxamento". Antes, eu teria fugido para dar uma cochilada, ou ler uma revista – de preferência, sozinha. Essa era uma oportunidade para mim de escapar um pouco da família dele e de tomar um vinho pinot horroroso. Podia subir e usar minha "coroa de mártir" em frente do espelho, porque, sim, cabe perfeitamente depois de um dia cozinhando, limpando e me escravizando pela família dele. Não que eu não goste da família de Brad ou que tenham insistido para que eu cozinhasse, limpasse ou me escravizasse por eles. Eu estava fazendo o que tinha visto minha avó, minha mãe e minhas tias e primas fazerem aqueles anos todos – se nocautearem. Por isso sinto falta dos feriados com minha família, quando podia me encostar, relaxar e NÃO me nocautear.

Agora que eu tinha me comprometido com uma nova forma de relaxar e renovar, posso olhar para Brad, pois ele já sabe os sinais, e podemos escapar para uma "Soneca a Dois". É ótimo. Posso ter meu marido para mim, antes de emprestá-lo de volta à sua "primeira" família. Nós dois podemos recuperar o fôlego depois de uma refeição gigante e ter alguns momentos de conversa sobre quem disse o quê a quem ou se fulano estava bêbado ou era sempre desagradável. Na ocasião, entretanto, adormeci no sofá junto com o resto da família que estava entupida de peru e recheio. E isso é bom, também.

Nos anos que passamos na casa de minha avó o feriado de Ação de Graças (os anos que passamos com minha família), havia gente demais ou falta de assentos suficientes, então o luxo de adormecer no sofá era poucos. Alguns se estendiam em frente à cômoda gigante (você leu certo... uma cômoda gigante, onde ficava a tevê, para assistir ao futebol). E, quinze minutos depois, todos estavam caídos também. Era comum quatro a seis pessoas cochilarem naquele minúsculo cômodo, a qualquer momento, depois da refeição de Ação de Graças. Os que ficavam acordados não se incomodavam em andar em volta dos que dormiam.

— Todo mundo cai no sono assim? — Brad perguntou.

— Claro, é o triptofano e porções extra de biscoito e quatro tipos de torta *caseira* — respondi.

— Como consegue ficar acordado? — perguntei, enquanto me encolhia num canto com um travesseiro.

Certamente, um dos gloriosos privilégios da refeição de Ação de Graças é aquele sentimento divinamente saciador. Você fica relaxado, um tanto cheio demais e aquela química adorável do peru fazendo você se sentir bem e meio embriagado... nossa, um calorão, que estranhamente se parece com sexo! De uma forma estranha, era como a dose culinária de intimidade. Em vez de sexo, simplesmente se entupir de carboidratos e peru – e *voilà*! Mas não, um dos presentes de se ficar mais velho é tornar-se mais experiente sobre como cozinhar um jantar de Ação de Graças para doze pessoas, experiente para equilibrar trabalho e família, experiente para *não* tentar fazer tudo sozinha, experiente sobre como se relacionar melhor com o cônjuge (e, acredite-me, não é comendo peru demais juntos). Nos velhos tempos, os feriados eram completamente sobre o *status quo* para mim – não perder peso, lógico, mas pelo menos tentar não ganhar. Nem sempre se relacionar com o marido, mas também não ignorá-lo. Nem sempre acrescentar tarefas à minha lista, mas também não perder o pé da situação.

Esse dia de Ação de Graças não se restringia ao controle dos danos – não tinha permitido que nada atrapalhasse minhas noites especiais com meu marido, e isso foi bom, bom mesmo. Comida? Bem, também não deixei nada atrapalhar meu pequeno pedaço de *cheesecake*. Um passo de cada vez...

Dezembro:

A Ho Ho Ho Horrível Feliz Época de Festas

— Meu bem, está pronto para nossa proeza diária? — perguntei.

— Acho que sim, mas é difícil ficar a fim depois de ouvir Santa Claus is Coming to Town *pela enésima vez e se empanturrar de pipoca com manteiga — ele respondeu. — Você pode me dar um minuto? Quero admirar a árvore por um momento e refletir sobre a decisão de Hermey ser dentista.*

E por aí vai.

É novamente a época mais maravilhosa do ano, a estação de paz e boa vontade para o homem (acho muito mais fácil sentir boa vontade pela humanidade do que pelo cara que vendeu a árvore de natal molenga a um preço exorbitante). A alta temporada do sentimentalismo e das lembranças de infância. A temporada em que as coisas estão sempre um pouco...um pouco... desligadas.

Quando a lista de tarefas normal tem um quilômetro de extensão, fica dez vezes pior nos feriados. É difícil arranjar tempo para fazer as coisas normais. Você sabe, lavar roupa, levar as crianças para cá e para lá no rodízio da carona, esvaziar a lava-louça, estar com meu marido diariamente. Mas não se preocupe. Estamos em dia com o rodízio de carona e os momentos íntimos diários. Às vezes, sinto como se estivesse no meio de uma bola de neve, com alguém chacoalhando sem parar. Mas a melhor parte de preparar-se para as festas de final de ano é arrumar a casa.

Minha mãe chama esse processo de espalhar.

"Você já espalhou para as festas?", ela me pergunta. Ela pergunta se decorei a casa e se tirei minhas caixas de enfeites, laços e roupas de festa do armário. Posso parecer chata, mas detesto decorar minha casa para o Natal. Detesto, temo e reluto muito antes de fazê-lo. Quero que minha casa fique perfeita para as festas e que minha família e meus filhos tenham lembranças memoráveis. Mas detesto o dia em que tiramos 14 caixas com papais-noéis, enfeites, meias de Natal, velas, arranjos, guardanapos, livros. do porão para espalhar. Tudo em que consigo pensar é no dia em que, semanas depois, terei de encaixotar tudo de novo e guardar – ou desespalhar, se preferir. Detesto as pinhas que se espalharam por todo lado. Abomino as sobras escapando da geladeira. Choro com a lista de agradecimentos de um quilômetro de extensão. O Natal é como um jantar festivo com um mês de duração – com convidados que não vão embora e uma bagunça gigante. Feliz, feliz.

Brad, no entanto, simplifica muito a coisa porque é o Homem da Árvore de Natal. Se houvesse um concurso de decoração de árvore, ele ganharia com a maior facilidade. Mantenha distância e fique longe do perigo. Por exemplo, o homem tem noção espacial e a busca da árvore perfeita todo ano é muito mais bem-sucedida por causa dele. Eu? Fico andando pelo labirinto de árvores, imaginando qual delas gotejará seiva sobre meu assoalho de madeira, tudo isso enquanto fotografo as crianças, desejando que a foto fique decente para o cartão de Natal. Brad é ótimo em desenrolar os longos metros e metros de lâmpadas, cada uma delas embaladas num tubo de papel, e em ajeitá-las de forma perfeita na árvore.

Mas o mais importante é que Brad fica com o coração exultante em decorar a árvore de Natal. Eu não. Tenho um coração exultante e bastante nostálgico *depois* que ela está decorada e nós nos sentamos no sofá, admiramos a árvore enfeitada e dizemos: "É a mais bonita que fizemos até hoje". Não decoro a árvore com coração exultante. Nem música natalina nem chocolate quente ajudam.

Estranhamente, quando nos casamos, Brad trouxe poucas peças de mobília, mas muitas caixas de enfeites para árvore de Natal – guirlandas com estrelas, várias bolas vermelhas de madeira, que parecem *cranberries* gigantes, ornamentos delicados. Isso é interessante porque ele quase casou com uma mulher que não era cristã.

— Toda essa paixão por árvores de Natal estaria morta se tivesse casado com uma mulher que não celebrasse o Natal.

— É verdade. Teria sido azar, não é? — ele disse. Enquanto isso, de cima da escada, posicionava no topo da árvore o anjo feito em casa, com grande foco e concentração.

Quero uma cena perfeita do Natal, como a do pintor e desenhista Norman Rockwell, só que do meu jeito disfuncional. É fácil esquecer que a maioria das recordações familiares de festas são das famílias disfuncionais, não das funcionais. O funcional não é tão memorável ou atraente, não é coisa da sabedoria familiar. A maioria das pessoas se lembram do ano em que o tio bebeu demais e, misteriosamente, quebrou o vaso sanitário; o Natal em que seu primo saiu do armário; aquele em que sua tia serviu carne crua e suflê de milho frio. Por mais que se tente criar festas perfeitas, as festas são de fato a perfeita tempestade do drama.

Nunca havia acordado em minha casa na manhã do Natal. Sempre passamos a manhã de Natal na casa de minha avó, de minha prima ou de meus tios. Com isso, desenvolvi uma tremenda fé quando criança: se Papai Noel podia me encontrar em endereços diferentes todo ano (o que sempre conseguia), tudo devia estar bem no mundo. Descobri a verdadeira identidade de Papai Noel mais tarde do que as crianças da minha idade, basicamente porque tinha visto as impressionantes proezas de sempre me achar. Quem quer desistir disso?

A mesa da sala de jantar de minha avó estava sempre abarrotada – cadeiras demais e espaço insuficiente para todo mundo. Todas as cadeiras estavam lá, mesmo o banco da máquina de costura do quarto dos fundos e as cadeiras dobráveis, que ficavam embaixo da cama, serviam para acomodar meus pais, avós, tias e tios. Então, outra mesa era colocada na frente da sala de visitas, perto da porta da frente. De um dos lados ficava um sofá de dois lugares, que poderia acomodar dois adultos ou três crianças, junto com uma poltrona, um banquinho para os pés e duas outras cadeiras. Era lá que se sentavam os primos mais velhos e os respectivos cônjuges – de seis a oito pessoas. No outro extremo da sala de visita, permanecia uma terceira mesa – uma mesa de alumínio vacilante dobrável que era guardada sob a cama no quarto do fundo – também coberta com uma toalha. Era a mesa das crianças e foi *nessa* mesa que fiz todas as ceias de Natal até me casar. Nunca, em toda a minha vida, fiz uma refeição de festas na mesa dos "adultos". Alguém teria de morrer para abrir espaço na mesa dos "adultos". De qualquer modo, três primos mais velhos estão na minha frente na fila.

A casa de minha avó era sempre, e ainda é, lotada de gente. Para alimentar meus parentes, eram necessários conjuntos de pratos e talheres, muitos copos e guardanapos de papel, uma travessa ou uma vasilha gigante com gelo extra, e mesas de baralho para os pratos de comida. Estendíamos uma toalha de mesa sobre a máquina de lavar e a secadora para abrir espaço para a comida. As sobremesas eram deixadas no lado de fora da casa, no ar frio, pois não havia espaço suficiente na geladeira. Nós simplesmente as trazíamos para dentro no final da refeição, e as pessoas tinham espaço. Aqueles jantares eram caóticos, barulhentos, quentes e maravilhosos, e tudo o que conhecera na vida.

Brincávamos no lado de fora, correndo no quintal ou ficávamos dentro da casa, assistindo ao futebol ou conversando. Havia muito amor e afeto nessas reuniões familiares. As multidões na casa de minha avó ditavam um pouco disso, mas formávamos um grupo animado e comprometido.

As festas de final de ano com minha família foram um choque para Brad, criado no Meio-Oeste. Todo aquele caos e barulho!

"Eles sempre abraçam todo mundo desse jeito todas as vezes em que se veem? Não sei ainda o nome deles, é muita gente!", comentou comigo quando visitamos meus parentes pela primeira vez juntos. Podia ser uma tensão nos sentidos (e no espaço individual) caso não se fosse acostumado com aquilo. E como minha avó não permitia bebida alcoólica, ele não poderia nem mesmo chegar ao fim daquela festa amorosa claustrofóbica com uma boa cerveja gelada ou um copo de vinho.

Na casa de minha avó, ficávamos em círculo, trançando entre mesas e cadeiras, de mãos dadas para a benção. Nesse momento, minha avó inevitavelmente rompia em lágrimas. "Agradeço, Senhor, por tudo o que tem dado a esta família. Sou grata por nossas bênçãos porque sei, Senhor, que este talvez seja meu último Natal. Amém".

Ela faz isso todos os anos. Anuncia ao mundo e ao Senhor que aquele será seu último Natal. E todos se soltam e começamos a falar ao mesmo tempo, dizendo que não será seu último Natal, pois é forte como uma rocha (está ou estava) e que pode viver para sempre ou, pelo menos, tanto quanto a irmã Ima, que viveu até os 99 anos.

"Estou muito feliz", diz com a voz trêmula, sacudindo o cabelo coberto de spray, "porque em todos esses anos ninguém desta família se divorciou". Minha avó diz isso em todos os Natais.

E ela tem razão. Com aproximadamente 30 pessoas naquela sala, enchendo os pratos com impressionante quantidade de comida, ninguém dos parentes é "divorciaaado", como minha avó diria. Minha avó tem muito orgulho, mas ela é prova viva de que permanecer casado nem sempre é o mesmo que ser *feliz* no casamento. Para minha avó, é preferível ser acometido de imensa tristeza do que ser divorciaaado. "Ser infeliz não é a pior coisa do mundo", ela diria. Era nisso que as pessoas da geração dela acreditavam.

Embora não fossem divorciaaaaaados, não consigo me lembrar da última vez em que meus avós estiveram juntos. Deve ter sido na gestão de Jimmy Carter. Eles foram casados por 35 anos e depois de muita dor e grandes reviravoltas, passaram a viver em territórios separados. Nunca se divorciaram legalmente, mas parece que também não eram verdadeiramente casados. Não me lembro de meus avós serem afetuosos um com o outro. Eles continuaram a fazer as refeições juntos, compartilham o jardim e uma vida que lhes poupou o que mais temiam: que minha avó não sobrevivesse a um divórcio e que ele não sobrevivesse vivendo sem ela. Eram tempos em que o divórcio era indizível, imprudente e, inacreditavelmente, fora de cogitação.

Então a família criou um tipo de verdade que funcionava, mas era um acordo tênue, até meu avô morrer.

Meu avô era caloroso com os netos. E minha avó, bem, ela sempre cozinhando. Nós passávamos a véspera de Natal na casa de minha avó. Meu avô entrava, silenciosamente, pela porta de correr de vidro, depois de vir de sua casa, do outro lado do quintal. Ele saía do mesmo jeito, sem alarde. Nós sabíamos onde encontrá-lo, se precisássemos dele, e precisávamos. Meu avô era irreverente, excêntrico, complexo e, ocasionalmente, barulhento. De algum modo, tinha nascido no lugar e na época errados, como algumas pessoas. Em outra época, teria sido o convidado charmoso e irreverente que você gostaria de ter sentado ao seu lado, numa festa fantástica. Na área rural das montanhas da Carolina do Norte, ele era um pai amoroso, um irmão e filho que trouxe à família amor e brigas ocasionais. Meu irmão e eu conhecemos apenas o amor e um pouco de briga, assim o reverenciávamos.

Conta a lenda (e velhas fotos provam) que meu avô era alto, moreno e irritantemente bonito, e que minha avó, que era inteligente, de aparência prática e incrivelmente responsável, era aflita. Meus avós, definitivamente, quebraram a Regra dos Dois de Brad. Ela era mais velha. Quando se casaram, era uma senhora madura de 20 anos. Era boa aluna e minha tia-avó, Ima, pagou-lhe um curso de secretariado, em Greensboro, com a condição de que, se ela se casasse, reembolsaria o curso. Então, tia Ima emprestou o dinheiro, e minha avó a reembolsou pouco tempo depois de se casar, com prazer, segundo me disseram. Meu avô tinha nove irmãos, e minha avó era a segunda mais nova de 16 filhos. Por alguma insondável razão, meus avós viveram prensados entre os pais, dos dois lados, e minha avó cuidou dos quatro até morrerem. Havia 25 filhos e filhas que poderiam ter assumido a responsabilidade de cuidar dos pais idosos, mas, de alguma maneira, minha avó suportou a maior parte de tudo. Assim era naquele tempo. Não existiam casas de repouso e – como o divórcio – não cuidar da família era indizível, imprudente e, inacreditavelmente, fora de cogitação.

Se meus avós tivessem se conhecido hoje, quem sabe se eles teriam se casado. O mundo era menor naquela época. Conhecia-se e casava-se com pessoas próximas geograficamente. (Por isso algumas pessoas têm aparência tão engraçada). Conhecia-se as pessoas no colégio ou na faculdade, ou se casava com o melhor amigo de seu primo que era de outra cidade, o que sempre era bom negócio, principalmente se sua cidade fosse pequena e você quisesse desesperadamente mudar de lá.

Hoje o casamento é uma escolha, embora, num passado não muito distante possa ter se baseado em propriedade, dinheiro, alianças e outras coisas pouco românticas. Houve um tempo em que as mulheres tinham pouco a dizer sobre quem seria o marido. O marido era escolhido por alguém da família dela, pai, a pessoa mais velha do vilarejo etc. Na verdade, apenas nas últimas décadas é que as mulheres, nas sociedades industrializadas, podem escolher com quem querem se casar e se desejam se casar. Assim, estar casada com um marido que não lhe satisfizesse não era tão estranho naquele tempo.

Era como um programa de disputa ruim... "Atrás da cortina número 2... temos Earle! Ele tem 1,65 m, possui trator, um terreno de 20 acres, mãe dominadora e uma casa de telhado inclinado com encanamento interno. Earle se interessa por preparar o tabaco, limpar revólveres, ir à igreja... e ser capaz de alimentar a si e a sua mãe até a próxima estação de plantio. Vamos aplaudir Earle!". Penso que era bastante comum naquele tempo o marido não satisfazer os desejos da mulher na cama, afinal, ela não o tinha escolhido. Era uma praga dupla, pois se esperava que a mulher tivesse intimidade com alguém que, provavelmente, não havia escolhido.

Vamos avançar a cena para os dias de hoje. Muitas esposas não querem ter intimidade com o marido que ELAS escolheram. Pelo menos é o que ouço de algumas amigas e nos programas na televisão e, com frequência, leio nas revistas femininas. Agora que temos o poder de escolher nossos parceiros, as coisas ficaram mais confusas.

Meus avós tinham algumas relíquias de família para deixar aos filhos. O jogo de quarto, o anel de formatura de colégio de minha avó, o guarda-louça e alguns cobertores feitos à mão. Algumas maravilhosas fotos de família, algumas bugigangas que podem ser classificadas como lembrança apenas para nossa família, como os minúsculos ornamentos feitos à mão, em formato de flocos de neve, e um jarro de água de argila, com flores azuis e vermelhas. Mas as famílias também deixam de herança a história, relatos de coragem, dificuldades e tragédia, assim como conhecimento de senso comum, que ajuda a mantê-las: como fazer manteiga e geléia, como fazer o parto de um bebê, quando plantar, quando colher legumes e verduras, como fazer almofadas gigantes com lençóis velhos, como construir um celeiro etc. Gostaríamos de pensar que essas lições e lendas familiares sobrevivem à nossa própria breve vida.

Entretanto, ninguém em minha grande, barulhenta e amorosa família passou adiante sabedoria ou conselho sobre casamento, exceto permanecer casado a qualquer custo. Ninguém discutia intimidade no relacionamento. Tenho certeza de que poucas mulheres, se houver, de minha faixa etária foram aconselhadas a casar com um homem com o qual fossem e continuassem sendo sexualmente compatíveis. Por exemplo, teria sido útil ouvir:

"Querida, procure um rapaz que tenha um ritmo sexual como o seu. Ajudaria a minimizar bastante aquelas longas discussões sobre sexo. Mas se tivéssemos ouvido isso, minhas amigas e eu teríamos procurado um homem que, aos 40 anos e com dois filhos, raramente faria sexo? Como saberíamos?

Na verdade, o triunvirato dos votos maritais (sexo, dinheiro e religião) não era nem reconhecido pela maioria dos pais que procuravam transmitir sabedoria às filhas. O conselho da minha família acertou um em três: "Case-se com um bom cristão e tudo dará certo". E o que isso significa exatamente? Lembro-me de conversar com Brad sobre religião logo depois que ficamos noivos. O interessante é que era época de Natal. Uma batista e um episcopal se uniriam em matrimônio, e não poderíamos estar longe da continuidade protestante (mas considerando que a primeira noiva de Brad era judia, não achava que estivéssemos mesmo). Ou seja, se você frequenta a igreja, qualquer igreja, isso significa acreditar em Deus, certo? Então perguntei a Brad.

— Precisamos conversar — disse a Brad. — Bem, sei que você acredita em Deus, mas gostaria de saber se realmente acredita. Antes de nos casarmos, preciso ouvir alguma confissão de crença.

— Sim, acredito — ele respondeu.

— Em que exatamente? — pressionei.

— O que você quer dizer com isso? — ele perguntou, com veemência.

Isso foi antes de saber que ser episcopal, para muitas pessoas, era acreditar na grande imprecisão de Deus. Ele podia ser coisas diferentes para pessoas diferentes. E ser batista, como muitos sabem, era a grande certeza da especificidade de Deus.

Então percebi que éramos muito mais distantes do que imaginava. Minha agitação aumentava. Qual a dificuldade de articular sobre aquilo em que acredita? Eu me expressei, com meu jeito batista.

— Meu bem, preciso saber se você acredita que Jesus Cristo é Senhor e Salvador.

Hã? Não sabia de onde tinha saído *aquilo*. Era como se, naquele exato momento, estivesse canalizando minha avó, aquela que não acreditava em bebida nem em divóóórcio. Eu tinha deixado Brad assustado e me surpreendido. Não o culpo por ter se apavorado. Para quem não está acostumado a esse tipo de vocabulário, pode soar estranho. Ali estava eu, pensando que estava prestes a me casar com um *descrente*, e ele pensando que estava se casando com algum tipo de fanática.

Parece que havia um abismo maior do que o esperado. Embora Jesus fosse o denominador comum entre os cristãos, mesmo Jesus é aberto à interpretação para os episcopais. Brad disse que acreditava, pelo menos, no abstrato. Agora está tudo bem. Criamos uma ponte sobre o abismo e nos tornamos metodistas.

Embora estivesse surpresa ao negociar religião de uma forma tão direta, esperava certa quantidade de troca ao reunir minha família com a dele. Na verdade, pensei que haveria mais uma troca entre a meus familiares – eu aproveitaria cada oportunidade de estar com minha família e não com a dele, o que não era justo. Brad tem uma família boa e perfeita. Mas ninguém consegue entender, de verdade, o comentário velado de que ao casar com alguém, se "casa com a família inteira". A percepção ocorre quando houve o casamento e se percebe que ele se estende à relação com um novo bando de excêntricos e que não são interessantes nem toleráveis como o bando de excêntricos de sua família de sangue. Pelo menos, os excêntricos de SUA família gostam das mesmas coisas que você. É como se você tivesse 12 anos e fosse dormir na casa de seu melhor amigo. Tudo é diferente. A casa tem um cheiro estranho, os hábitos são diferentes, e eles usam cebola na omelete. E, embora você se divirta com seu amigo, fica muito aliviado ao voltar para casa, onde se come omelete com queijo e sem cebola.

Quando Brad me apresentou, pela primeira vez, à minha futura sogra, pensei que seria fácil conquistá-la. Estava errada. Eu jogaria um charme sulista, pontuado por muitos "senhora" e "é mesmo?". Mas, à medida que aprofundamos nossa relação, senti que não estava no caminho certo. Isso me confundiu. Geralmente sou boa sobre primeiras impressões (é na segunda e terceira impressões que tudo vai por água abaixo). Descobri que ela gosta de assistir a séries de dez capítulos sobre a Guerra Civil na tevê enquanto eu... bem, sei quem venceu a Guerra Civil. Ela gosta de ler biografias de Thomas Jefferson e discutir como Monticello era uma intersecção de arquitetura e horticultura sem precedentes até hoje. Eu? Apenas leio ficção – preferivelmente moderna. Ela gosta de *fazer até o fim* palavras cruzadas *todos os dias*. Eu? Eu gosto de Sodoku, os fáceis.

Embora ela nunca admita e eu não tenha certeza, acho que ela teve uma leve má impressão por saber que eu havia me formado numa universidade pública. É possível ver alguém estremecer, certo? Isso apesar de Univercidade da Carolina do Norte, em Chapel Hill ser uma instituição notável e muito competitiva e eu ter feito um dos cinco melhores cursos de jornalismo dos Estados Unidos e conseguido emprego numa das mais importantes empresas de relações-públicas de Nova York e pagado minhas contas (a maioria delas).

Ela se formou numa universidade particular, Vassar. O pai dela fez Yale. Um irmão é médico; o outro, advogado. A irmã dela também se formou em Vassar, trabalha em Harvard e o marido dela é chefe do departamento de física. São pessoas muito inteligentes. Eu estava MUITO longe de minha turma e muito longe de meus Natais na casa de minha avó. Mas, apesar de serem tão geneticamente dotadas, muitas pessoas inteligentes não têm um pingo de bom senso (parentes que moram em Boston e ensinam ou trabalham em Harvard estão fora da lista, é claro).

Durante um jantar com o contingente de Harvard, em Boston, ouvindo sobre a pesquisa acerca da quinta dimensão (não é sobre a era de Aquário), realizada pelo tio de Brad, fui a única pessoa que sabia o que era uma Faixa Mobius (sem incluir o muito inteligente que chefia o departamento de física de Harvard). Então, por um momento infinitesimal (o que significa minúsculo), tive uma sensação de orgulho que só pessoas verdadeira e estranhamente brilhantes podem sentir. Era novo e transitório... eu gostei daquilo. Escolhi acreditar que aqueles nobres moradores do norte dos Estados Unidos estavam impressionados que aquela sulista comum que se formara numa instituição pública, sabia que a Faixa Mobius, que, a propósito, parece um objeto bidimensional, é uma superfície com um lado e um componente limítrofe. Senhoras e senhores, os impostos pagos fizeram seu papel.

Mas meu momento brilhante de ser acolhida como membro daquela apavorante família inteligente não durou. Eu sabia que estava numa batalha perdida no ano em que a mãe de Brad mostrou algumas lindas fotografias no Natal da Família Harvard. Na foto, A Mesa da União de Genes tinha se reunido na cozinha para assar (porque assar não se refere à física), preparando o bolo de festa anual, ou algo do gênero.

O tal bolo tinha, é muito sério, o formato da *cabeça* de Albert Einstein. Usaram coco ralado para o cabelo e bigode, e me lembro que tinham escrito $E=MC^2$ com alcaçuz na base do bolo. Ficou realmente parecido com o velho Al, e o clã inteiro achava aquilo histericamente engraçado e maravilhoso, tanto que se reuniram para uma foto de família, em volta do bolo de coco maluco, e enviaram por e-mail para o restante da família, que também achou histericamente engraçado e maravilhoso. Nossa!

Minha tia faz um bolo de coco soberbo que exige muito trabalho, quatro formas, buracos feitos com o cabo de uma colher de pau, de modo que uma divina cobertura de coco gelado escorra para dentro dele. Um ano, ela fez em forma de um coelhinho de Páscoa, mas foi só isso. Sim, o bolo não tinha nada a ver.

Mas gosto de minha sogra, de verdade. Sei que ela gosta de mim, pois sou a mãe de seus netos favoritos. Levou algum tempo para que nos acostumássemos uma com a outra. Mas ela está tão absurdamente apaixonada por meus filhos que está cega aos meus muitos e profundos defeitos. Nada mais parece importar, exceto o fato de que gerei essas duas crianças maravilhosas.

Não é nenhuma surpresa que nunca haja mais de seis ou oito pessoas nas reuniões da família de Brad (na maioria adultos, então é bastante fácil montar a mesa de adultos). Comemos educadamente, numa sala de jantar de decoração formal com linda toalha de linho, finas porcelanas, cristais faiscantes e prataria brilhante. Servem um tipo de carne assada, um cozido com molho, um prato de legumes e um tipo, muito apropriado, de pão. Tem vinho (obaaa) e torta (normalmente comprada pronta, PÉSSIMO!). Todo mundo participa da mesma conversa brilhante e inteligente ao mesmo tempo, mas ninguém grita nem ri alto demais ou pede uma porção extra de feijões brancos numa xícara de café (polvilhe um pouco de manteiga e pão de milho por cima, se você não se incomodar). Não há como se perder nesse vai-e-vem desse pequeno grupo, mas certamente terá de medir as palavras.

Brad não poderia se sentir mais à vontade naquela mesa. Eu não poderia sentir mais saudades de casa. Embora não haja toneladas de divorciados na família dele, há alguns. Os pais de Brad, por exemplo. Na verdade, os pais de Brad escolheram a época do Natal para dizer a ele e seus dois irmãos que estavam se divorciando. Ele ficou muito mal. Ainda que todo mundo soubesse que não eram um exemplo de felicidade, foi um choque. Os três filhos tiveram uma reação normal, com lágrimas, assombro e incerteza. Mesmo assim essa experiência nunca tirou a alegria do Natal para meu marido. Ele se apegou às lembranças de pular na cama dos avós, de abrir as meias na manhã de Natal, do grande café da manhã da família, da montanha de presentes, que parecia levar horas para serem abertos. De alguma forma, ele tentava manter, com alguma semelhança, seu espírito de Natal. Talvez, por isso, foi o Homem da Árvore de Natal.

Então, se há seis ou dezesseis juntos na mesa de festa, nós todos temos visões de celebrações de Natal com perfeito resplendor e pátina.

Nós passamos semanas planejando o cardápio, empacotando presentes e espalhando coisas pela casa. E, claro, procurando o cartão de festas perfeito para mandar a mais de 200 familiares e amigos próximos. Todo o cartão com a foto de família passou a ser febre e está alcançando proporções ridículas (sem mencionar o gasto). Pais estão caçando fotos perfeitas o ano inteiro...? Adoro receber cartões com "colagem", pois convidam você a fazer uma viagem com a família: aqui estamos nós, na Disney, e como cenário a torre do Castelo da Cinderela; então vamos para Aspen para esquiar (note a marca de diamante negro no fundo); oh, não podemos esquecer a praia onde fizemos esqui aquático pela primeira vez; aqui estamos nós nadando com orcas perigosas. Há várias fotos ingênuas de nossos filhos incrivelmente bem-sucedidos e adaptados nos vários esportes e eventos esportivos (futebol, beisebol, jazz e natação). E vamos coroar tudo com uma ótima foto de igreja, só para mostrar como as crianças parecem bem quando estão limpas e santas. Sim, não importa a estação do ano, aqui estamos nós em toda a nossa representação perfeita de glória. Coreografamos não só as mais perfeitas férias como o ano inteiro.

Para não parecer hipócrita, o que mandamos foi um cartão de festas com apenas uma foto das crianças. Mas sempre imaginei como seria mandar um cartão com fotos da "Verdadeira Vida com Charla". A colagem de fotos consistiria em:

— Aqui está Mamãe, limpando o vômito de gato do carpete da sala e gritando que, se a caixa de areia dos gatos não for limpa naquele instante, o gato "irá para a rua desta vez!".

— Aqui está Mamãe levando o lixo orgânico e o reciclável para fora e pegando chuva. Ela está usando tamancos, um vestido florido, rolinhos estranhos no cabelo e um chapéu de praia, e parece tão absurdamente ridícula que poderia entrar no concurso de A Vizinha Mais Temível do Bairro e seria a vencedora, na certa. Ah, lá está ela.

— E aqui está Mamãe, meio vestida e atrasada para a igreja, discutindo com a família se nós ficaremos para o culto ou só assistiremos aula na Escola Dominical. Olha o passarinho!

— Boas Festas Apavorantes. Beijos afetuosos (um pouco), Char.

Só aos 33 anos acordei em minha própria cama, própria casa, *minha própria casa,* com Brad e minha filha, numa manhã de Natal. Era o Natal "do ano de Brad", e visitaríamos a família dele naquela tarde. Você acha que esperei aquele dia como se fosse um presente especial de Natal que nunca tive quando criança (lembram de bicicleta de dez marchas, mãe e pai?). Aquilo foi, de algum modo, decepcionante – o silêncio era ensurdecedor, quando estava acostumada a abrir os presentes no meio de uma cacofonia de primos, tias, tios e avós. O café da manhã era um tanto chato quando eu estava acostumada com a mesa entulhada de pessoas, ovos, presunto, bacon, biscoitos e potes, e potes de geléia caseira. Embora eu estivesse animada por estar com as pessoas que mais amava (meu marido e minha filha), estava viciada no caos das festas e precisava de uma dose. Até Brad sentiu que aquela quietude era um pouco anticlimático. Afinal, só resta tirar muitas fotografias de uma criança de 2 anos, rasgando papéis de embrulho, mais interessada na caixa e no laço do que no presente. Era tudo meio... sem graça.

Uma das poucas brigas que Brad e eu tivemos foi sobre o Papai Noel. Era o primeiro Natal de nossa filha e estávamos pensando no Papai Noel e sua apresentação. Pois, como sabemos, apresentação é TUDO, mesmo para uma garotinha de dois anos.

— Quando vamos embrulhar tudo? — Brad perguntou, uma noite antes do grande Dia.

— Tudo já está embrulhado — respondi. — E aqui estão as coisas do Papai Noel — disse, apontando para uma pilha de presentes sem embrulhar no canto do quarto de hóspedes.

— Não — ele disse —, temos de embrulhar as coisas do Papai Noel. Todo mundo sempre embrulha as coisas do Papai Noel.

Você bebeu? Ninguém, ou seja, *ninguém* em MINHA família ou em MEU círculo de amizade de MINHA cidade ou morando em MEU planeta (chamado Terra) embrulha os presentes do Papai Noel. Que tremenda confusão! Que desperdício de papel de presente, comprado numa papelaria! Mas parece que no Mundo de Brad, todos os presentes de Papai Noel, inclusive os minúsculos presentinhos a serem colocados nas meias... até um tubo de brilho labial, muito obrigada, tinha de ser embrulhado. Eu estava transtornada. Eu não podia entender a lógica ou a necessidade de embrulhar os presentes de Papai Noel. Não era embelezar demais o Papai Noel?

— Meu bem — disse tentando ao máximo imprimir bom senso à discussão —, não precisamos embrulhar os presentes do Papai Noel. Depois que abrirmos os presentes, na véspera do Natal, os presentes desembrulhados do Papai Noel aparecerão magicamente sob a árvore para Virginia, e ela dará gritinhos de alegria quando entrar na sala, e nós registraremos tudo num filme para as futuras gerações. Será ótimo.

Brad se sentou ereto e adquiriu uma expressão estranha, projetando o queixo para frente, que me dizia que a noite seria longa.

— Em primeiro lugar, nós *não* abrimos os presentes na véspera de Natal. Em segundo lugar, nós embrulhamos TODOS os presentes do Papai Noel e, em terceiro lugar, todos nós descemos as escadas e, cada um, calmamente, abre suas meias. Então, tomamos café da manhã em família e abrimos os presentes sob a árvore. Depois vamos à igreja.

Por fim, parei de escutar. Não podia ACREDITAR que tinha me casado com um homem que tinha vivido daquela forma! Quem orquestrava o Natal na casa dele, Stalin? Tudo isso soava torturante e desesperador.

Embora tivesse noção de que teríamos de negociar coisas como finanças e religião, quem poderia imaginar que a tradição do Papai Noel era uma religião em si? Se eu dissesse que o nome de nossa filha era o mesmo da cachorra golden retriever de meu ex-namorado a confusão teria sido menor.

— Se você não abre os presentes na véspera de Natal, o que você faz? Espere — eu disse. — Não quero saber.

Provavelmente, era remover a neve, cortar madeira, tricotar cachecóis para os prisioneiros. Bem, em MINHA família, abrimos todos os presentes de família na véspera de Natal, abrimos os presentes do Papai Noel (sem papel de embrulho) na manhã de Natal, ponto final.

Eu me lembrava vagamente, no fundo da memória, de todos os conselhos sobre como os casais tinham de, com muita consciência, formar juntos uma unidade familiar nova e diferente, e queria fazer isso! Eu queria fazer do meu jeito! E o meu jeito é o jeito da MINHA família e MINHA versão de Natal e MEU caos. E parecia que não conseguiria do meu jeito. No final, nós concordamos em abrir os presentes familiares na véspera de Natal e embrulhar os presentes de Papai Noel. Como concessão, Brad prometeu embrulhar todos os presentes do Papai Noel, até mesmo um tubo de creme dental para as coisas da meia de Natal. Esse esforço requer um conjunto diferente de papéis de embrulho, escondido em local trancado, a fim de que mentes pequenas, mas espertas, não pensem "olha que estranho, Papai Noel tem o mesmo papel de embrulho que o da mamãe!". Embrulhamos tediosamente presentes do Papai Noel grandes e pequenos nos últimos oito anos e, embora seja uma tradição agora em nossa casa, ainda parece um pouco... sem graça.

A pressão do Natal e a necessidade psicótica de nos apegar ao conhecido (mesmo que seja bobo, restritivo e sem um pingo de sentido) e resistir ao desconhecido está enraizado em nós. Embrulhar os presentes de Papai Noel... passar todos os Dias de Ação de Graças, Natais e Páscoa na casa da avó... decorar a árvore de Natal. Criamos nossas verdades na vida, acredito, como nossos avós fizeram. Porque *todas as* famílias têm falhas, são disfuncionais e muitas vezes loucas, apesar das imagens de perfeição dos cartões de Boas Festas. É tudo que conhecemos. Se as falhas, disfunções e loucuras estão profundamente enraizadas em afeto, amor e humor, é o que importa. E neste ano, acrescentemos uma nova tradição em nossa casa: todas as noites o Homem da Árvore de Natal e Charla Cozinheira vão para a cama e fazem um sexo gostoso e caloroso. Quando não fazemos, as coisas parecem um pouco... sem graça.

Janeiro:
Resoluções de Ano Novo e Turbulência do Sétimo Mês

— Brad, não é que me incomode, mas você não acha estranho que a gente não tenha feito sexo na véspera do Ano Novo? Não é a véspera de Ano Novo que conduz tudo que faremos no ano. "Se fizermos tal coisa na véspera do Ano Novo, faremos no ano todo", certo?

— Não sei. A véspera de Ano Novo é superestimada — Brad disse sem dar muita atenção. E continuou. — Depois de ficar numa poça de lama para pegar um pedaço de bolo de casamento feito de rosquinhas, tudo que você quer é uma cama quente e um analgésico.

— O Ano Novo parece um evento importante para "fazer sexo" — argumentei, sentindo-me razoável. No passado, teria me sentido obrigada a fazer sexo com Brad no Ano Novo, agora estou perplexa por não ter feito sexo na véspera do Ano Novo. Não é louco?

— Você está brincando comigo? — Brad disse na defensiva. — Temos uma vida sexual incrível, até eu estou surpreso. Ter de fazer sexo no Ano Novo parece meio amadorístico.

Não fizemos sexo na véspera de Ano Novo, pode acreditar! Pelo mundo todo, pessoas alegres e bêbadas tiveram sorte, mas meu marido economizou seu bilhete de sexo diário por algum bravamente batalhado direito de sono.

Fomos a um casamento na véspera de Ano Novo. O convite foi um tanto acidental, mas permitiu que Brad e eu continuássemos a longa tradição de passar a véspera de Ano Novo com minha mãe e meu pai (meu irmão e sua maravilhosa esposa).

Antes que comece a fazer piadas sobre uma mulher adulta que ainda gosta de começar o ano com os parentes, gostaria de observar que ficar com meus pais é sempre extraordinário para mim e Brad. Viajamos em grande estilo, sempre passamos ótimos momentos com eles, e sou daquelas pessoas que se divertem com os pais e os amigos deles.

Na véspera de 2006, fomos a uma festa a rigor no clube de meus pais, com mais ou menos 40 casais com média de 80 anos. Nós nos divertimos muito, mas também nos sentimos constrangidos, até minha cunhada nos convencer que era, mais ou menos, como estar num cruzeiro. Só precisávamos nos concentrar em nossa mesa – a Mesa do Capitão, claro – e nada mais importava. Assim que mudamos o foco, meu irmão e eu continuamos nossa longa tradição de competição de dança, em que competimos por grandes honras diante de um júri composto por nossos pais, cônjuges e amigos. E, mais uma vez, a irmã mais velha ganhou, e o irmãozinho contestou veementemente.

À luz do fracasso do ano anterior de "vamos fingir que estamos num cruzeiro e tudo ficará bem", um casamento na véspera de Ano Novo prometia ser maravilhosamente romântico – traje a rigor, dança, amigos, família e um bolo de casamento de rosquinhas. Mas as estrelas não estavam alinhadas – chuva gelada de proporções diluvianas soprava nas laterais da tenda de casamento (sim, amigos, um casamento ao ar livre, nas montanhas, em pleno janeiro frio e chuvoso norte-americano; não sei onde estavam com a cabeça).

Com uma tenda aquecida, do tamanho de um ringue de patinação, uma banda e um bom serviço de bufê, prometia ser uma noite divertida... até que a natureza interferiu. Entre a tenda em forma de caverna e os banheiros químicos, havia uma área que se enchia da água da chuva numa velocidade alarmante. Sei o que você está pensando. Traje a rigor e banheiros químicos não combinam, mas esses banheiros químicos são pequenos chalés com água corrente e um pequeno espelho embaçado, no qual se podia verificar o quanto o cabelo tinha desmoronado depois de correr do carro para a igreja, da igreja para o carro e do carro para a recepção na chuva que entrava pela lateral. (Para seu governo, eu parecia desmoronada com meu cabelo arrepiado e sapatos de festa ensopados, mas quem se importa com minha aparência? Eu não era a garota de branco, e ela estava linda). No caminho de volta de seu animado passeio pessoal na chuva torrencial, Brad vacilou e pisou numa poça de lama tão profunda que enterrou seu sapato. Depois de andar mancando pela recepção, com a perna da calça molhada, batendo como um limpador de para-brisa quebrado, mal conseguia esperar para chegar em casa, tirar o smoking ensopado, os sapatos encharcados e ir para a cama. Antes de terminar de me enxugar, ele já dormia profundamente. Assim, naquela noite não pontuamos, mas ficamos aninhados para recuperar o calor e roncamos (Ah, o amor).

A caminho de casa, na parte de trás da minivan "venha para o lado escuro" do meu irmão, carregada com quatro outras pessoas, nos beijamos como se fôssemos adolescentes. Aquilo, devo admitir, não era um comportamento normal para nós. No passado, teria sido um abraço quente, um beijo e nada mais. Mas parece que o toque gera toque e que a intimidade diária deixa tudo mais romântico. Então, esse pequeno momento colegial foi uma ótima maneira de começar o Ano Novo – um pouco de creme chantili para coroar as festas já doces. Na verdade, a intimidade diária torna tudo mais doce... mesmo nas ocasiões em que meu marido troca a intimidade por uma noite de sono profundo. Mas imagine a noiva e o noivo, e a pressão que sempre sentirão para fazer sexo na véspera do Ano Novo... será aniversário de casamento deles e o alvorecer de um novo ano? O estresse de uma celebração a dois.

Tínhamos começado o Ano Novo gelados, molhados e de ressaca, não é um começo ideal. Assim, depois que chegamos do casamento, era hora de atingir a base correndo. Ano Novo = Novo Eu! Embora soe inspirador e novo, eu estava entrando num padrão repetitivo. Ficava ocupada, estabelecendo resoluções impossíveis de se manter, *novamente*, e Brad prometia, *novamente*, não fazer nenhuma. Brad leva a vida de forma direta e objetiva, o que significa não se deixar levar por ideias de mudanças radicais ou resoluções malucas. Ele acaba sendo um pouco estraga-prazer quando se trata de pensar resoluções *conjuntas*. Eu? Estou cheia de resoluções, como uma bola de pingue-pongue:

— Vamos parar de comer carne vermelha? Vamos escrever juntos um diário? Vamos iniciar um clube de jantares? Vamos meditar juntos? Vamos fazer paisagismo? Vamos parar de assistir à tevê?

— Vamos fazer muito sexo? — Brad sugeriu, ironicamente.

Estraga-prazer... Tínhamos feito *quase* todos os dias nos últimos seis meses (ainda estou tentando superar as resoluções de ano-novo) e nos tornado casal modelo para o sexo previsível: na maioria das vezes, à noite, depois de as crianças estarem na cama, ou de manhã bem cedo, dependendo dos horários da família, ou antes de uma saída à noite. Nos velhos tempos, talvez usássemos o *Kama Sutra* em busca de inspiração. Mas acho que estávamos cansados demais por causa de nosso cotidiano, agora animado com esteroides de sexo diário, para nos incomodar com isso, embora meu marido nunca, jamais admitisse.

A partir de julho, passamos de 0 a 100 na área sexual, e ficava pensando se ainda seria possível manter o entusiasmo e a novidade. No passado, PP (pré-Presente), a novidade era, na verdade, *fazer sexo*. A amarga verdade, depois de sete meses nessa rotina, era que eu não tinha energia para criar grandes encontros românticos e passarmos do sexo comum ao extraordinário! O tipo de encontro de fato maravilhoso, como um jantar completo e delicioso, seria pecaminoso e decadente... *mas isso não ia acontecer*. Porque, quando sugeri sexo todos os dias, imaginava uma atividade sexual breve, doce e bem... doce. Não longa, suada e trabalhosa (o que soa como trabalho de parto). Em cotidiano agitado, quem tinha tempo para esse tipo de criatividade... ou trabalho?

Eu pensava: sexo básico e diário, não era suficientemente bom? Brad reclamava. É como assinar o plano básico da tevê a cabo. Quando se passa a vida inteira só com três canais abertos, o básico já é um avanço, certo? Além disso, tinha todas aquelas outras resoluções me distraindo... criar um lindo álbum de fotografias para meus filhos terem até o final da vida, aprender a mexer em minha nova e esplêndida batedeira industrial (com tantos acessórios estranhos poderia fazer sexo com meu marido), perder peso (novamente) e comer melhor (como sempre).

Acho que quando comecei a pensar mais no álbum de fotografias e em perder peso do que em sexo com Brad, a coisa era oficial. Levante a bandeira, pessoal: tínhamos chegado à turbulência do sétimo mês. A intimidade deixou de ser interessante, e eu não estava interessada em fazê-la interessante. O que leva à dúvida, será que se pode ter sexo demais? É como diluir limonada em muita água, não fica tão gostoso. Se você comer meio quilo de M&M's, não vai ficar sem vontade de comer M&M's por um tempo?

Alguns argumentam que, para os homens, o sexo é como um alívio físico necessário, que nunca é diluído. Alguns maridos alegam que podiam sofrer e morrer de AME, também conhecido como Acúmulo Mortal de Esperma, se não conseguirem agir. Agora, gostaria de saber o que esses maridos (não o meu, veja bem) pensam que poderia acontecer. Subiria para a cabeça e explodiria? Sofreriam daquele outro mito urbano (sabe do que estou falando). Começariam a sangrar pelos globos oculares? *Por favor*. Por outro lado, especialistas afirmam que para os homens o sexo pode ser exagerado, para as mulheres, não. Sério? É difícil acreditar nisso. Mas os estudos se referem às implicações físicas de fazer muito, muito, muito sexo (o que causa um impacto na anatomia masculina), e não a exaustão emocional total e completa de fazer muito, muito, muito sexo (o que, claramente, causa um impacto em mim). Intimidade diária é bom, pelo menos tem sido até agora. Mas admito que está ficando mais difícil fazer tudo o que tenho de fazer todos os dias e ter energia suficiente para cuidar da pequena sessão com Brad.

Decidi combinar minhas resoluções de ano-novo com minha própria Revolução Sexual. Como janeiro é mês de iniciar coisas, corrigir abusos de final de ano, ficar saudável, comer melhor e perder peso, parecia um passo lógico. Para me manter no caminho, me responsabilizei em descobrir como o sexo poderia me levar a quase todos os meus objetivos (exceto o álbum de fotografias). Era possível que sexo diário pudesse me deixar mais magra, mais feliz e mais saudável? Poderia alcançar todas as minhas resoluções com um encontro diário amoroso bem elaborado? Bem, era o que queria descobrir. No meio tempo, só por segurança, entrei numa academia de ginástica, como todo mundo.

Como uma mulher com um emprego de meio-período, filhos em período integral, marido, casa e um incessante presente de intimidade... e agora comprometida com a ginástica, não teria como mergulhar numa pesquisa acadêmica sobre o assunto. Não tinha equipe, bolsa de estudos, laboratório, biblioteca, ou seis anos para selecionar participantes para fazer testes e responder a quilos de questionários. Em vez disso, tinha os melhores amigos de uma mãe: Google, para pesquisas *on-line*; um gravador de DVD, para captar três minutos de sabedoria dos programas matinais de tevê; e um marido, com quem fazia sexo todos os dias por um ano (quem precisa de cobaias?). Baseada nessas pesquisas batidas e fragmentadas que podia fazer durante meu tempo livre, descobri que *Nosso Presente Estava me Tornando Mais Saudável.*

Sexo queima calorias, e sempre, sempre, sempre, é bom. Na verdade, uma boa transa pode queimar até 200 calorias, equivalente a um doce. Então, poderia trocar uma aula de ginástica por uma transa? Alguns pesquisadores dizem que sim; outros realistas estraga-prazer dizem que não. A menos que a transa seja intensa e dure de 30 a 45 minutos, mantendo seu batimento cardíaco elevado, ela não substitui a ginástica. Brad e eu, como já observado, não estávamos competindo nesse nível olímpico. Mas não seria ótimo se todas aquelas pessoas que chegaram às academias de ginástica, em 2 de janeiro, com carteirinhas novinhas em folha, estivessem em casa, transando com o cônjuge ou o parceiro para ficar em forma? Não haveria necessidade de equipamentos de ginástica novos e caros, carteirinha, I-pod ou terapia de casais (logo na esquina). Simplesmente pule na cama e fique saudável.

Uma de minhas amigas compara o sexo à academia: "Você sabe que é o melhor a fazer. Você evita, mas uma vez lá, fica contente e feliz por ter feito. Nunca me arrependo". Como já mencionei, e como a maioria de minhas amigas concordam, nunca aconteceu que, depois de um momento íntimo com Brad, eu tenha pensado: "Foi uma total perda de tempo". Ao contrário, é bem gostoso. Pessoalmente, detesto ginástica, então a analogia soa dolorosamente verdadeira. Na verdade, poderia viver mais 50 anos sem nunca voltar a pisar numa academia e morreria feliz (embora, provavelmente, cedo demais). Mas vou continuar na ginástica, principalmente porque estimula o funcionamento dos hormônios, e sentirei um pouco daquela energia que os homens sentem. Minha amiga Sarah me contou sobre uma amiga que, de repente, se tornou uma ardente praticante de ginástica durante o verão: talvez seja por um aumento do nível de testosterona gerado pelo exercício físico, mas o marido dela reclama, às gargalhadas, que ela anda insaciável e passou a procurá-lo para fazer sexo. É um círculo de ganhos: ela está ficando mais saudável, sentindo-se *sexy* e fazendo sexo.

Entrar na academia, desta vez, não foi tão ruim como antes, mas esperei até o fim do mês, para que não parecesse que eu estava seguindo uma fórmula. Essa academia de ginástica em particular atendeu a dois critérios-chave: barata e desconhecida. Não é um espetáculo e é tão desconhecida que nem tem nome... se tem, não sei. Não está na lista telefônica, e só tem dois professores. Fica no subsolo de um antigo armazém, numa área industrial da cidade. Como não tem placa, tive de acompanhar uma amiga para chegar lá na primeira vez. Não havia nada que desse um nome, então, apelidei de Academia do Subsolo. Eu tinha várias amigas que ADORAVAM a Academia do Subsolo, seus exercícios transformadores de 30 minutos e as mensalidades ridiculamente razoáveis.

Tenho de admitir que minhas amigas estavam ótimas. Então, dei uma chance. Elas me avisaram que as primeiras sessões eram difíceis. "Não se apavore", disseram. No primeiro dia em que minha amiga e eu fomos até lá fizemos uma inacreditável quantidade de agachamentos num minitrampolim e algumas flexões torturantes.

Minha colega de ginástica me telefonou no dia seguinte.

— Como você está? — perguntou.

— Você está brincando? — gritei do outro lado do telefone. Fiz o que minhas amigas me aconselharam a não fazer: me apavorei. — Não consigo nem ir ao banheiro! — choraminguei. — Se me sento, não consigo levantar... estou morrendo de dor nos quadris!

— Eu também! Você vai voltar? — ela perguntou.

— Bom, elas disseram que o pior já passou. A menos que Brad me encontre morta no banheiro... sim, acho que volto. Dois dias e 72 analgésicos mais tarde, estava de volta à Academia do Subsolo, implorando por mais exercícios. Era bastante aplicada, frequentando duas ou três vezes por semana – fui pega por aquele momento estranhamente patético do ano-novo.

Mas a Academia do Subsolo tem horários estranhos, e os professores é que estabelecem o horário. Alguns dias, fui até lá e estava fechada, ou meu professor não estava. Um dia perguntei a uma de minhas amigas por que o professor fazia um intervalo às 7 da manhã – é o horário nobre da ginástica.

— Bem, ele passou a noite toda aqui. Então nesse horário vai para casa dormir um pouco.

— Hum?
— Você não sabia? Aqui tem treinamento para os dançarinos dos clubes locais, depois do turno deles. Eles vêm por volta das 3 ou 4 da madrugada.

Puxa! Deixei aquela informação lentamente ser absorvida. Charla divide o professor com dançarinas exóticas. Quem diria? Eu também não podia acreditar. Kevin Bacon não teria gravado uma conexão mais marcante entre dois grupos de pessoas – apenas um grau separava as melhores dançarinas exóticas do meu Estado e eu, mãe desmazelada de duas crianças, trabalhadora, 39 anos. Brad quase explodiu de tanto rir quando ouviu. "Ele treina dançarinas exóticas à noite? Char, isso é a coisa mais divertida que já ouvi", ele disse. E era, admiti.

Mas em duas semanas de treino de ginástica regular, comprovei o fato de que ficamos mais interessadas em intimidade quando nos sentimos saudáveis. Tenho de admitir que havia subido alguns degraus, especialmente em se tratando de fazer amor. Na verdade, quando você está se sentindo saudável, tudo passa a ser mais interessante. É por isso que as pessoas mais velhas são ranhetas; simplesmente não se sentem bem, nada funciona bem no corpo delas e elas têm indigestão crônica. É por isso que as crianças são tão felizes. Têm movimentos intestinais regulares, correm por todo lado, sobem nas coisas e dormem bastante. Comer direito e exercitar-se são coisas boas para nós e, da mesma forma, (embora nunca teria aceitado se tivesse ouvido isso oito meses atrás) fazer sexo com seu marido.

Ouvi alguém dizer na tevê que o tempo gasto com o cônjuge, fazendo algo que normalmente não fazem juntos (o que ironicamente, antes do presente, era fazer sexo), pode fazer você se sentir bem. Será que o dia em que fiz meu marido pintar cerâmica (algo que normalmente não fazemos juntos nem faremos nunca mais, de acordo com Brad) poderia ter sido "saudável" para nosso relacionamento? Bem, não de verdade, porque tudo o que ele fez foi comentar em voz alta sua incrível falta de sorte por ficar preso num lugar que, segundo ele, era "como o inferno", o que acabou tirando a diversão do "tempo de qualidade" fora de casa. Mas acabei descobrindo o que seria um ótimo jeito de passar o tempo: passamos um ótimo fim de semana adulto, só nós dois, num vinhedo, conversamos, bebemos vinhos deliciosos e fizemos sexo gostoso. Acho que identifiquei uma tendência. Minha intimidade regular estava permitindo sensações de saúde e bem-estar que geravam desejo de fazer mais sexo.

O sexo estava me tornando mais feliz. A intimidade alivia o estresse. Quando fico sobrecarregada ao conduzir o barco dos Muller, um rompante bom e relaxante com Brad pode ser um maravilhoso descanso, e com isso me distraio da sensação de que o mundo vai desabar se não estiver matando um leão por dia. As pesquisas confirmam, e ouso dizer que os homens norte-americanos (e até do mundo) gargalham ao ouvir que pagaram rios de dinheiro em pesquisas que revelam que sexo alivia estresse e libera endorfinas, o que faz você se sentir feliz e relaxada.

Mas como membro do outro gênero, posso dizer, por experiência própria, que senti uma agradável surpresa ao saber que meus encontros noturnos me proporcionariam essas coisas. Eu tinha passado tanto tempo antes do Presente tentando evitar sexo a todo custo, porque pensava que fosse me estressar, que não percebi que agir no sentido contrário seria muito melhor para mim (e Brad). Depois de um dia em que falei com a faxineira, corri para uma reunião com um professor, participei de um almoço de negócios, trabalhei e, mais tarde, fiz uma festa depois da escola para minha filha, tudo era tão louco e caótico que até a Madre Teresa beberia para relaxar. Eu estava exausta demais para sexo, mas não cansada demais para tentar esquecer meu dia infernal. E, de uma maneira estranha, há algo de muito bom em minhas sessões diárias com Brad; por alguns minutos relaxei, senti aquelas pequenas endorfinas sibilando no corpo e esqueci aquele dia. É muito mais barato do que massagem (lembre-se, adoro barganhar).

Eu me sentia mais jovem com nossos momentos íntimos. Essa talvez seja a melhor notícia de todas. De acordo com o dr. Roizen e dr. Oz, do Real Age Institute, se você tem boa vida sexual (e boa significa atingir altas notas), pode subtrair oito castigantes anos de seu rosto[1]. Sim! 40 é igual a 32, e para Brad, fazer sexo todos os dias faz dele praticamente um garoto. Por que o sexo mantém você jovem? Bem, o efeito cumulativo do exercício, hormônios, relaxamento e, esperamos, um reforço no relacionamento com o marido. Por isso a fonte da juventude está à mão, todo dia!

Uma vida sexual ativa e satisfatória deixa você mais saudável, mais feliz e jovem. Por que não comecei mais cedo? Em vez de ficar na Academia do Subsolo bufando de raiva em centenas de agachamentos, por que não estava só no quarto? (Acredite, meu marido faz a mesma pergunta quando reclamo dos músculos doloridos). Por que, se estou mais saudável, mais feliz e mais jovem, então quem precisa de cirurgia plástica, botox e ginástica? Ah, *espere*, realmente preciso de ginástica para aumentar minha libido. Parece que vou viver mais e ter uma aparência melhor apenas cumprindo minha parte.

Meu professor de ginástica está me ajudando a adquirir tônus (pelo menos este mês), a melhorar os agachamentos, fortalecer o abdome e aumentar minha resistência. Eu me pergunto se existem treinadores de intimidade pessoal que façam a mesma coisa. Eles poderiam ajudar as pessoas a dominar a organização da intimidade, fortalecer os relacionamentos com o cônjuge e aumentar a resistência, claro. Espere, isso fica melhor ainda! E se eu pudesse monitorar o programa de intimidade *on-line* e correlacioná-lo com a felicidade de casa? E se pudesse aumentar o número de vezes em que faço sexo à medida que ganho força e confiança. Finalmente serei a máquina de intimidade esbelta que sei poder ser.

1 – Michael F. Roizen and Mehmet C. Oz. *You: The Owner's Manual.* HarperCollins, 2005, p. 226

Então, lemos e ouvimos que sexo é muito bom para nós, mas parece que os benefícios relatados não são motivo suficiente para estimular as pessoas a ter relacionamentos estáveis. Parece que evitar o sexo é bastante normal. De acordo com o National Institute of Health, 43% das mulheres entre 18 a 59 anos têm disfunção sexual (prefiro a palavra "problema") em algum momento. Os problemas sexuais variam de falta de interesse (comprovado) a falta de estímulo (sem comentários), até – segure-se na cadeira porque fica pior – incapacidade de fazer sexo e chegar ao Grande Oh.

Acho que a maioria de minhas amigas concordaria que todas nós já lidamos com falta de interesse em sexo em algum ponto do ciclo do casamento. Embora possa haver muitas razões físicas para a perda de interesse na intimidade, existem também algumas razões emocionais significativas.

Por exemplo, o "desculpe, te conheço?", também conhecido por Falta de Comunicação entre os Parceiros. Como podemos ser íntimas de um marido que não vemos, exceto por cinco minutos de manhã, enquanto ele toma banho ou escova os dentes? É uma luta sintonizar com alguém que passa mais tempo com a assistente administrativa e a "equipe" do escritório do que conosco. Embora no começo possa ser o.k., porque a reconciliação pode ser boa, os poucos e distantes momentos "entre" uma coisa e outra podem levar a sentimentos de estranheza em relação ao parceiro (ou à assistente administrativa com quem seu marido trabalha).

Outros assassinos do ânimo: "Eu que estou triste ou tudo está nebuloso aqui?" (também conhecido como depressão). Está certo. Já tive depressão e sei que preciso fazer o máximo para manter esse monstro longe de mim (veja março). Você também pode, por favor. A depressão é um obstáculo em todas as partes da vida, inclusive intimidade. Existe também o "Oi, Banco de Esperma, Venha Aqui" (também conhecido como *sexo = apenas procriação*), e significa acreditar que sexo é apenas para fazer bebês e, depois disso, nada, nada. E o velho "Bom, Sua Barriga de Cerveja é Maior do que Meu Traseiro" (também conhecido como medo de ser rejeitada, de não ter um bom desempenho sexual e, geralmente, não se sentir bem consigo mesma e/ou baixa auto-estima)[2]. Preciso dizer mais?

Esses são alguns dos problemas que podem levar às questões mal resolvidas na intimidade. E digo que já passei por todos eles uma vez ou outra (embora Brad fique com uma pequena barriga de cerveja durante a temporada de futebol, ainda acho meu marido uma graça). Eu? Bem, a fofa aqui tem traseiro grande, mas isso não é empecilho.

Mas às vezes discutimos sobre seu Homensagismo (como paisagismo, mas apenas para o corpo e rosto dos homens), pois eu estou tentando, desesperadamente, empurrá-lo para o século XXI da aparência pessoal. Temos um grande debate acerca de pelos nas narinas e a tendência de as sobrancelhas de Brad adquirirem uma aparência gótica à la Vicent Price. Brad fica MORTALMENTE ofendido quando, gentilmente, digo que o pelo do nariz dele está entrando na comida; ou quando, com educação, pergunto como ele consegue ler o jornal com aquelas taturanas pendendo da testa. Para ele, sou crítica e irritadiça, embora argumente que sou útil e de bem com a vida. Se seu marido não lhe diz que, em seu dente, ficou um pedaço de espinafre ou que tem um rolinho de velcro pendurado na parte de trás de seu cabelo, para que ele serve?

Posso lhe garantir que não amo menos Brad quando o pelo da orelha dele faz cócegas em meu braço à noite (há uma questão aqui, percebe?). E digo a ele que não ficarei ofendida se me disser que a roupa que escolhi não me caiu bem. De qualquer forma, divago. Comprei para ele um desses cortadores de pelos faciais, e tudo que posso fazer é esperar que entre no vagão do Homensagismo. Se eu conseguisse que ele tirasse os pelos dos pés...

Com todo esse conhecimento, tanto de meu delicado mergulho no mar da informação para benefício de todas, quanto

2 – Acesse www. realage.com.

de minhas descobertas pessoais, decidi fazer um plano de melhora sexual. É quase um plano de melhora do lar, mas sem os eletrodomésticos. Em outras palavras, meu plano não envolvia a compra de "pronto socorro marital" de alguma festa temática interessante na casa do vizinho. O que esse plano envolvia era uma aproximação mais elaborada de nossa vida sexual. Então, em vez de perder tempo imaginando como deve ser o turno da madrugada na Academia do Subsolo, beliscando panquecas de aveia, verificando minha flutuação de peso com meu orientador *on-line*, concentrei-me na recompensa da informação de que meu presente de intimidade poderia ser uma multiferramenta de saúde. Descobri que a parte de mim que tinha chegado a essa ideia de intimidade diária era tão genial quanto aqueles doutores, médicos e grandes pesquisadores.

Estava na dianteira, profundamente embrenhada em pesquisa e descobri que nossa abordagem programada para o amor, com algumas viagens a lugares como o vinhedo, para um toque extra, acabaram sendo bastante úteis. Descobri que os benefícios e as recompensas eram duradouros, redutores de rugas e estimulantes de serotonina, aumentando os movimentos de Brad e proporcionando bem-estar e felicidade. Se não fosse suficientemente bom, eu poderia ir à Academia do Subsolo e descobrir quem estava se exercitando *naquela* semana.

Fevereiro:

Momentos Comemorativos

— Querida, seu aniversário é no mês que vem. Alguma ideia sobre o que gostaria de ganhar? — Brad me perguntou numa noite.

— Ah, não sei — disse, sonhando com um dia num spa, *sendo massageada e enrolada em algas marinhas, ouvindo uma música* new age *estranhamente relaxante e inalando lavanda.*

Brad riu.

— Bem, que tal sexo por um ano?

Eu me sentei horrorizada.

— Você está brincando comigo? Que tal SEM sexo por um ano?

Ele não disse mais nada, chocado pela veemência de minha resposta. A expressão feliz e despreocupada em seu rosto desapareceu.

Não foi legal de minha parte, eu sei. Eu tenho consciência de que esse presente de 365 dias de sexo foi minha ideia. Embora percebesse que minha resposta foi um tanto exagerada, não acho que não deixaria de fazer sexo *todos* os dias. Estava satisfeita, se não sempre feliz, com nosso acordo, mas e depois disso? Boa pergunta... Com certeza não queria fazer isso por MAIS 365 dias, mas também não queria voltar a ter sexo apenas nos momentos comemorativos como aniversários e dia dos namorados.

Estava chegando aos 40 anos, e era bom para mim. Minha amiga, uma vez, percebeu que as crianças não alcançam os marcos de idade ao chegar a determinada idade, mas depois de meio ano. Assim, os TERRÍVEIS DOIS, na verdade, chegam aos 2 e meio; e os DESTEMIDOS QUATRO, aos 4 e meio, e assim por diante. Isso se aplica a mim também, embora eu seja mais alta e apenas levemente menos inclinada a crises de birra dos que os pequenos. Fiquei presa à fase dos 25 anos por muitas razões pequenas e tolas. Foi quando percebi que eu deveria eliminar as informações de estágio de meu currículo, cada vez menos me pediam a identidade e que podia alugar um carro, o que significava ser oficialmente ADULTA RESPONSÁVEL. Mantive o rumo sem problemas, até os 30, mas tropecei aos 35. Foi quando a GRANDE MENTIRA (ver outubro) se revelou. Aqui estou eu, então, chegando aos 40. Isso não é problema. Por duas razões: 1) Estou bastante ocupada nesses dias com o presente de aniversário de 40 anos de Brad; 2) Imagino que estarei em alguma terapia intensa por volta dos 45, então, por que não me divertir um pouco agora?

Mas eu queria uma confirmação dos 40 e tudo o que nós, mulheres, escolhemos que represente, ou seja, são os novos 30. Assim, em vez de sexo todos os dias por um ano, Brad e as crianças me levaram ao nosso restaurante italiano favorito. Tínhamos reservas para às 6 da tarde e éramos os únicos no restaurante. As crianças me presentearam com cartões feitos em casa e ganhei brincos lindos de Brad. Foi perfeito.

Eu não sou exigente no que se refere a presentes, o que é bom, porque Brad nem sempre acerta nos presentes(embora eu tenha adorado os brincos). Ele é generoso de muitas maneiras, mas não ao presentear. Eu sou seletiva sobre muitas coisas, o que faz o negócio todo de "presente" difícil de dominar. E odeio dar instruções – vá a tal loja e peça para esta vendedora, quem tem estas coisas reservadas e compre-as. Reconheço que sou minha própria pior inimiga, em se tratando de presentes. Portanto, sei que, provavelmente, não receberei um presente caro, do tipo "é perfeito, como você sabia?" no aniversário ou no Dia dos Namorados. Apenas não faz parte de nosso cartão de casal. Assim fico levemente surpresa e, de algum modo, desconfiada quando vejo mulheres apontarem para cada bugiganga pendurada no corpo como um prêmio recebido – este colar foi no Dia dos Namorados em 2002; este anel, quando meu primeiro filho nasceu; os brincos são do Natal de 2004; este broche, do nosso quinto aniversário de casamento; e o bracelete foi da minha operação de apêndice na última primavera. (Ah, o *piercing* do umbigo é das férias de primavera, no primeiro ano de faculdade).

Algumas amigas atualizam os presentes dos aniversários. Ele inclui café na cama, entrega de flores, uma refeição feita pelo marido, presentes aos quilos, tratamentos surpresa num spa, ligações do mundo todo, um jantar *gourmet* com champanhe para brindar etc. Torna-se um tipo de competição maluca para ver qual marido pode expressar seu imortal amor com presentes caros e indulgências especiais. Será que ficamos tão presas a esses pequenos troféus, recebidos para marcar a passagem da vida, de modo que esquecemos algo mais especial ao pedir ou exigir presentes, em vez de algo mais profundo? Quem sabe. Pessoalmente, eu estou em perfeito equilíbrio, então, uma boa bugiganga e uma conexão calorosa são perfeitas.

Uma mulher pensa que seu marido a ama mais porque ele compra diamantes para ela? Provavelmente, não. Será que o dinheiro gasto numa joalheria é uma prova de amor maior do que outras? Talvez. Esperamos que um diamante seja para sempre e que carregue nosso casamento? É engraçado, mas nunca ouvi de minhas amigas: "Tive o melhor presente da minha vida. Uma noite incrível de sexo com meu marido como presente do Dia dos Namorados". Nem acredito que seja pelo fato de minhas amigas terem vergonha de falar disso. Certamente, não era minha experiência com Brad. Eu não estava correndo para casa com dedos cruzados, esperando um encontro maravilhosamente memorável. Então, posso dizer: "Ganhei este anel quando me casei e estes brincos quando fiz 40 anos". E há dez anos tenho noites de amor maravilhosas com meu marido.

Eu não recusaria colares, pulseiras e anéis, cartões e flores, mas não são necessários. Talvez, isso seja porque Brad tem uma nota alta no setor de comunicação (para um homem) e é generoso com bilhetes, cartões e telefonemas e mesmo um ocasional buquê durante o ano. Colocando de lado os presentes, nunca tivemos de contar com o MAIS IMPORTANTE FERIADO ROMÂNTICO DO ANO para demonstrar nosso amor.

O Dia dos Namorados é superestimado. Quando você é solteiro, é superestimado porque você odeia ver todo mundo em pares, como se estivessem se dirigindo para a Arca de Noé, se sente deixada para trás. Quando se está casada, o Dia dos Namorados parece redundante – romance é tão *coisa do passado*. Nós estamos juntos, e não temos de passar por situações que não queremos um com o outro, certo? Ou é porque, uma vez casados, todo dia é dia dos namorados? (hihihihi). Bem, era isso que eu costumava pensar quando era uma jovem e ousada recém-casada. Achava que todo dia seria um grande dia amoroso – cheio de sussurros, olhares e abraços lascivos. Isso pode se somar à longuíssima lista de coisas que não sabia sobre o verdadeiro mundo do casamento.

Mesmo assim, depois de dez anos de casada, o dia dos namorados é uma data que requer atenção e envolvimento. Não pareço aquelas mulheres atraentes sem coração, e Brad não parece um completo grosseirão. Então, combinado. Além disso, nesse estágio da vida, é um desafio comemorar o Dia dos Namorados como preconizam as empresas de cartões de felicitações, ansiosas por dinheiro. É possível arrumar uma babá na FESTA MAIS ROMÂNTICA DO ANO? Não. É possível conseguir uma reserva num daqueles restaurantes agradáveis no dia da FESTA MAIS ROMÂNTICA DO ANO? Não. É possível enviar rosas que não murcharão dentro de horas depois de recebidas no dia da FESTA MAIS ROMÂNTICA DO ANO? Claro que não.

Não me entenda mal, admiro o sentimento do Dia dos Namorados e a ideia de comunicação com aquele a quem você ama. Mas, hoje em dia, gasto mais de 50 dólares em cartões para avós, tios, tias, primos, baby-sitters e outras pessoas que possam aparecer no radar durante a FESTA MAIS ROMÂNTICA DO ANO. Então, sim, para mim a festa – que por alguma razão parece durar uma semana na escola de meus filhos – está se tornando um tanto superestimada. A natureza artificial de forçar todo mundo a ser romântico e amoroso nesse dia, bem como a logística de fazer qualquer coisa nesse dia consagrado, forçaram Brad e eu a sermos criativos. Por exemplo:

↦ Antes das crianças, fazíamos turnos para cozinhar um para outro. Romântico? Com certeza. Mas, na verdade, isso era porque Brad esperava muito para fazer uma reserva e não conseguíamos lugar em nenhum restaurante da cidade. Dessa forma, nasceu uma tradição para os Mullers.

↦ Nós saímos para jantar em outra noite, não do Dia dos Namorados. Prático *e* romântico! Podemos evitar as multidões e os gestos melosos – como o garçom colocando uma rosa vermelha junto com a pastilha de menta e chocolate na hora de trazer a conta.

↦ Nós saímos para jantar com outro casal. Estranho, mas fato. Todas as mesas para dois da cidade estão reservadas nesse dia. Tente uma mesa para quatro ou para oito e, *voilà*, você consegue! Além disso, a maioria de nossos amigos acha a festa tão comercial e fora de moda quanto nós, então, fazemos piada e nos divertimos.

↦ Nós ficamos em casa, cozinhamos com nossos filhos e fazemos um banquete com os doces deles. O Dia dos Namorados rivaliza com o Halloween na quantidade de doces que meus filhos recebem, é tão estranho... O que aconteceu com trocar simples cartões do Scooby Doo na escola? Agora, metade das crianças recebe corações vermelhos, corações de chocolates, doces, pirulitos.

O que você quiser pode ser reembalado em rosa e vermelho. E como sou EU quem come a maioria dos doces de Halloween, ou eles estragam, jogo fora enquanto as crianças estão na escola.

Mas para o ano muito especial de Brad, fizemos algo especial, certo? Então, optamos por deixar as massas de lado e usamos um cartão de presente corporativo que Brad recebeu para uma churrascaria sofisticada da cidade. Churrascarias não são bistrôs românticos, mas a comida é fantástica e tínhamos um cartão-presente. E a força estava conosco porque conseguimos uma babá (minha sogra). Saímos para um jantar romântico a dois, junto com todo mundo desta cidade.

Foi a primeira vez que estive na Churrascaria Que Deve Permanecer Anônima. Embora muitas mulheres gostem de pedir delicadas saladas de folhas verdes (código para alface do tipo erva daninha, que prende entre os dentes), não como apenas para viver, mas sim para aproveitar. E sempre aprecio um bom pedaço de carne vermelha malpassada.

Ficamos numa mesa para dois, ao lado de um casal de colegiais arrumadinhos, com suas roupas de baile (o que me fez sentir um tanto velha), e com a massa heterogênea de pessoas que acharam uma boa ideia sair para jantar com milhares de outras pessoas no dia da FESTA MAIS ROMÂNTICA DO ANO. Pedimos filé, que vieram à la carte, acompanhados de uma porção de aspargos – cinco hastes de aspargos gigantes por 14 dólares.

Então, o garçom perguntou:

— Gostaria de lagosta como acompanhamento do filé, senhor? Temos uma lagosta pequena e três tamanho gigante disponíveis. Poderia reservá-la...

— Não, obrigado — disse Brad.

Mas a cada troca de cardápio, lá vinha o garçom de novo com a oferta. "Gostaria de lagosta como acompanhamento do filé, senhor? Temos uma lagosta pequena e três tamanho gigante disponíveis. Poderia reservá-la..." Ele fez isso mais três ou quatro vezes, com muita gentileza. Finalmente, intervi: "Meu bem, por que não aceita? Você adora lagosta, além disso, é só um pequeno acompanhamento. Vamos lá. Temos um cartão-presente!". Brad acabou aceitando. A pequena lagosta estava ótima, 150 gramas de lagosta, consumida em quatro ou cinco mordidas. Mas estava preparada com perfeição.

E você sabe o que mais? Quando a conta chegou, descobrimos que a pequena lagosta de acompanhamento, que o garçom gentilmente reservou para nós, custava 45 assustadores dólares! Era mais do que o filé mignon flambado a 1.800 graus! Claramente, tínhamos sido enganados. Não duvido da sinceridade do garçom, mas que vergonha eu não ter perguntado o preço e que vergonha o garçom não ter informado. Acho que deveria existir uma regra. Se o garçom está tentando empurrar a você um item que custa mais que o filé mais caro do cardápio, deveria ser obrigado a lhe informar o valor.

Bem, não importa, pois aquele restaurante está Oficialmente Morto para Mim. Nunca mais colocarei meus lindos pés lá novamente. Não foi importante para Brad, porque sempre vai ao restaurante com os clientes. Ele pode consumir sua porção de filé flambado a 1.800 graus e nem preciso saber.

Para fechar a noite e superar o desastre da lagosta, fomos para casa e fizemos amor. *Aquilo* foi o ponto alto da MAIS IMPORTANTE FESTA ROMÂNTICA DO ANO. E correu tão bem como deveria.

Tínhamos passado o "marco" previsível de sexo por fazer sexo todos os dias. O marco do sexo é fazer sexo nos aniversários, aniversários de casamentos e em outras datas românticas, como o Dia dos Namorados.

Mas, para aqueles que não molham os pés na piscina da intimidade com frequência, uma pessoa inteligente (eu!) poderia promover o sexo, encorajando as pessoas a transar nos feriados mais importantes. Você sabe, em vez do "Pingente em Forma de Coração para o Dia das Mães", poderíamos comercializar a

Rapidinha do Dia das Mães. Poderíamos desenvolver toda uma campanha, comemorando encontros românticos nas principais e menores festas: Janeiro – Ano Novo e dia de Martin Luther King; Fevereiro – Dia dos Namorados[3] e Dia do Presidente; Março – Dia de São Patrício e Loucura de Março; Abril – Páscoa e Dia do Profissional Administrativo; Maio – Dia das Mães e Dia do Memorial; Junho – Dia dos Pais e Solstício de Verão; Julho – Dia do Canadá e Dia da Independência.

Você pegou a essência do Presente... meu ponto é, ao comemorar os feriados, será possível fazer sexo duas vezes por mês. Some dois aniversários e duas comemorações, casamento e noivado (as pessoas não comemoram aniversário de *noivado*, conforme os gênios do marketing das empresas de cartões de felicitações?), e terá adicionado mais uma sessão a cada trimestre, o que totaliza 28 sessões de intimidade por ano. Antes do Presente, Brad teria achado esse número razoável. Aposto que muitos maridos achariam.

Como você percebeu, o Dia dos Namorados não é mais uma época muito romântica para mim, acaba sendo um obstáculo a ser transposto. Mas ver aquele casal colegial naquela churrascaria cara, que agora está Morta para Mim, suscitou um desejo por aqueles sentimentos de antecipação, angústia e suor na mão que o casal, provavelmente, tinha. Por mais que pensemos que meninos e meninas não têm interesse um pelo outro, até o início da puberdade, sei que isso não se aplica a mim. Eu achava um rapaz bonito quando via um rapaz bonito (olá, Philip Delp, do primeiro ano com a professora Hopkins!). O desejo percorre o ensino fundamental, o médio, a faculdade e adentra o mundo corporativo. É impossível negar que aqueles primeiros dias de paixão eram espetaculares para mim e, embora esteja feliz por não estar mais nesse estágio e estar "sossegada", às vezes sinto saudades disso tudo. Você não sente?

---

3 – Nos países anglo-saxônicos, o Dia dos Namorados é comemorado em 14 de fevereiro. (N. T.)

Acho que é por isso que algumas mulheres são loucas por velhos clichês: romances, filmes e fofocas sobre colegas de trabalho. Gostamos, de forma indireta, de reviver aqueles sentimentos por meio de histórias de outras pessoas. Mas sempre ficamos um pouco desapontadas quando os protagonistas ficam juntos e se assentam: o seriado *Cheers* nunca mais foi o mesmo depois que Sam e Diane ficaram juntos, foi? Em *Orgulho e preconceito*, Jane Austen foi muito inteligente por ter colocado o casamento de Elizabeth Bennett e Mark Darcy no final do romance. E a fonte de fofoca é sempre sobre solteiros (ou pessoas que estão tendo casos amorosos). A caça é mais excitante do que o contentamento que vem depois do "aceito".

O amor na juventude é louco, apaixonado e imprevisível. O amor na maturidade e no casamento é confiável, sem drama e, provavelmente, muito previsível. E se você estiver casada e feliz? Sim, ele provavelmente telefonará, voltará para casa à noite, você provavelmente estará com ele no fim de semana. E ele vai querer sexo porque o marido sempre quer. Mas a vida estava cheia de dramas no tempo de solteiros, nada de assuntos de vida ou morte, mas para uma mulher solteira, há um monte de drama envolvido. Será que ele vai me ligar e me desejar feliz aniversário? Vai me mandar flores ou um cartão? Devo ligar para ele? (a resposta é quase sempre: não). Havia excitação no ar. Minhas amigas me ligariam para saber se ele me ligou e, então, passaríamos horas pensando por que ele ligou ou não. E se ele não ligasse, eu ligaria para minha brilhante amiga Julia.

Julia ficaria horas – horas! –, deixando de fazer as coisas dela, para ajudá-la a psicanalisar uma situação romântica (ou uma situação que você deseja, desesperadamente, considerar como romântica). Ela faria perguntas muito detalhadas, faria anotações, observaria sua situação de todos os ângulos. Ela traria à luz suas grandes competências analíticas para ajudá-la a descobrir se o casual "oi, tudo bem?" no pub, naquela noite, estava cheio de grande significado e importância e poderia ser traduzido em: "Sinto uma atração incrível e tenho de ter você, e *não* serei contrariado!".

Julia sabia ler bem a linguagem corporal, pistas verbais e movimentos dos olhos. Sério, ela deveria ter sido uma detetive particular, com todo o tempo que passou como especialista comportamental. Mas acabei percebendo que ela atribuía crédito DEMAIS ao gênero masculino e, como consequência, fazia com que eu acreditasse que podia sempre ter chance com todas as paixonites que desenvolvi ao longo dos anos, que nada mais eram do que um "oi, tudo bem?". Deus a abençoe, ela é ótima amiga das solteiras. Tivemos muita sorte em ter Julia em nossa vida. Mas, agora, mais do que nunca, preciso da ajuda e do aconselhamento. Porque namorar é fácil; o difícil é manter a felicidade no casamento.

Lá se foram aqueles sentimentos emocionantes de novidade, uma expectativa do primeiro dia de escola sobre o futuro e sonhos de uma vida esplêndida quando conheci o Sr. Maravilhoso. Conheci Brad, nos apaixonamos e agora estamos casados. Aqueles sonhos de luxo nunca incluíram manchas de água sanitária, portas de garagem quebradas e gatos doentes. Parece haver um estatuto de limitações sobre o novo amor, e nunca se consegue recapturar a expectativa que vem com ele. O ciclo se estabelece, de conhecer a se apaixonar, do compromisso ao casamento, e do casamento a... o quê?

Com exceção da expectativa, namorar era chato. Lembro desse tempo apenas com ternura. Da mesma forma que me lembro com ternura de meu primeiro ano na faculdade – sem quaisquer detalhes – apenas recordações vagas e ligeiramente embaçadas. Coisas como o dia em que fiquei cheirando a bacon porque minha colega de quarto na faculdade resolveu cozinhar suas refeições no quarto, alegando que fora "envenenada por um presunto do refeitório". Lembrar de meus namoros em imagens coloridas me obrigaria a lembrar de todas as coisas estúpidas que fiz, disse ou pensei, enquanto esperava encontrar o Homem

Certo. Como a vez em que, já funcionária de uma empresa, saí algumas vezes com um estagiário e o departamento todo ficou sabendo. Em minha defesa, ele era apenas alguns anos mais novo que eu e fomos ver um show do Paul Simon, no Central Park. Nossa, nunca desci tanto.

Não me lembro do dia em que conheci Brad. Se fosse escrever um roteiro do filme de minha vida, seria algo como:

↦ Ah, nos conhecemos num Starbucks! Ele ficou chocado com meu pedido de café com leite desnatado e descafeinado gigante.

↦ Nós nos conhecemos na loja de vinhos. Mas ele me conhecia da academia de ginástica. Para ele seria muito comum me abordar na academia (Isso é verdade, e ele estava certo).

↦ Conheci num avião. Ele estava no assento 6A, eu no 6C, e ninguém no 6B.

↦ Minha mãe o escolheu para minha irmã, mas ele me conheceu... (o que realmente aconteceu com as duas irmãs de meu pai e foi péssimo, péssimo. Essa história *renderia* um ÓTIMO filme sobre a vida).

Mas de volta à história *real*. Nós nos conhecemos no trabalho, como tantos outros casais. Entrevistei Brad, levei-o para almoçar e, talvez até mesmo o tenha levado de volta ao aeroporto, de onde ele voou de volta para Washington D.C., seu emprego, apartamento e sua namorada. Não tenho lembrança de nada disso. (Ele me lembrou). Nem sei se recomendei que fosse contratado ou não. Entretanto, lembro-me que tinha um bom cabelo naquele tempo, um armário cheio de bolsas de marcas famosas e me exercitava regularmente. Por aí você pode ver como me lembro só de coisas importantes.

Nosso segundo encontro (que para mim parecia a primeira vez) era o primeiro dia de Brad na agência. Curiosamente, não fomos almoçar – o primeiro almoço foi tão memorável, por que estragar? Ele parecia bem quando se sentou à reunião matinal de *briefing*, mas triste. Quieto e distante. Extrovertida que sou, não compreendo pessoas quietas e distantes. Apenas presumo que estejam tristes... certamente, não são assim o *tempo todo*.

Acontece que ele estava triste. Assumiu um trabalho em Charlotte, para um recomeço, deixando a velha vida que não tinha dado certo. Cidade nova, trabalho novo, vida nova. Ele não conhecia ninguém em Charlotte, mas tinha uma irmã na Carolina do Sul. Alugou um apartamento escuro, na rua Albemarle, porque ninguém o avisou que ninguém nunca, jamais, deveria alugar um apartamento escuro na rua Albermale.

Era qualificado demais para o trabalho, mas alegava que esse recomeço tinha aparecido num momento-chave e arriscou. Mais tarde, descobri que ele estudara tranquilamente os riscos e que a maioria, nem todos, dos riscos que havia assumido lhe tinha sido favorável.

Descobri mais sobre ele, tomei a frente e levei seu eu alto e elegível ao círculo de amigas graciosas e solteiras. Ele trabalhava para o Departamento de Estado durante a primeira (e muito melhor) administração Bush. Fez entrevista na CIA, mas optou por não ficar lá quando questionaram sua habilidade de ficar dias sem dormir e sobreviver na selva (afinal, ele é de Cleveland). Conhecia 15 países e gostou mais de Aruba do que do Paquistão. Ele era inteligente, espontâneo e bonito; e eu não estava nem um pouco interessada nele. Uma vez passei pelo drama do namoro no trabalho e acabei como sempre acontece nesses casos: com muitas lágrimas, reuniões terríveis de trabalho e jogos de palitinho para ver quem, eu ou ele, sairia da empresa. Como eu trabalhava lá há mais tempo, não disputamos a saída, na verdade. Meu colega de trabalho foi para St. Louis, e jurei que não namoraria ninguém da empresa. Gato escaldado tem medo de água fria, pelo menos era o que diziam e eu acreditava.

Como prometi não me escaldar de novo, adotei Brad como um projeto. Eu tinha algumas amigas divertidas, uma vida social ativa e um desejo de "ajudar". Apresentei Brad a minhas amigas, levei ao Pub comigo, convidei-o para eventos esportivos, ofereci a ele alguns conselhos sobre moda (afinal, ele era de Cleveland) e forneci a ele desagradáveis e detalhadas atualizações sobre minha vida amorosa, na esperança de que pudesse me dar algum conselho sobre o sexo oposto.

— *Então, você acha que ele vai ligar?*
— *Quem?*
— *Meu paquera! Decidi não penalizá-lo por usar uma blusa de gola olímpica com casaco esportivo no jogo de beisebol. Você acha que ele vai ligar?*
— *Eu não tenho a menor ideia. Ele sabe que você está interessada? — ele perguntava pacientemente.*
— *Claro que não! Isso arruinaria tudo!*

Brad tinha paciência de ouvir sobre minhas paqueras neuróticas e imaturas e minhas conversas iradas, chatas e intermináveis sobre se o Eleito do Dia ligaria ou não. Eu colocava o nome dele na lista de convidados de festas ótimas e o aconselhava a usar tênis de cano alto sem meias. Era uma troca mais do que justa, eu diria.

Brad me ajudou a fazer a mudança para minha primeira casa. Ele me ajudou a lidar com uma colega de trabalho particularmente desafiadora (um eufemismo para uma bruxa, a qual eu queria arrancar os olhos sempre que cruzávamos no corredor). Ele me aconselhou sobre algumas quedas amorosas desastrosas. Aos poucos, fez seus próprios amigos, conseguiu seus convites para festas ótimas, treinou para a maratona e desabrochou nessa pessoa incrivelmente interessante. Minha amiga Christy dizia que ele era essa pessoa incrivelmente interessante o tempo todo, mas que eu tinha o nariz muito empinado para perceber. É verdade, Christy, é verdade.

Brad e eu começamos a namorar logo depois dessa conversa com Christy e quando percebi que havia uma mulher na área. Ela trabalhava conosco e jogava golfe... a mulher dos sonhos de todo homem! Ela era extremamente tímida, então minha extroversão era uma vantagem. Brad e eu estávamos no Pub, e insinuei que, se ele estivesse a fim de me convidar a sair, eu estaria a fim de ir. Foi assim que tudo começou, e ele me disse que tinha esperado pacientemente pelo momento certo.

À medida que passava o ventilador pela cabeça para me refrescar daqueles calorosos dias de namoro, me pergunto se a história sexual das mulheres tem um impacto na vida sexual depois que se casam.

Eu tenho uma amiga que "esteve" com um único homem a vida inteira, que por sinal é seu marido. Eles têm uma vida sexual bem decente com os típicos altos e baixos. Entretanto, eu especulava secretamente se ela se arrependia de não ter experimentado mais quando mais jovem. No outro extremo, estão as mulheres que fizeram o máximo de sexo possível quando namoravam. Casadas, não poderiam estar menos interessadas em sexo. Por que não queriam fazer sexo com o homem a quem prometeram amar para sempre? Talvez porque para elas e para outras namoradeiras, tudo isso fazia parte da caça e do ritual do namoro, uma vez escolhido o marido, não precisa mais desse expediente. Sexo era parte do ritual de encontrar um parceiro, e não parte do ritual do casamento. É interessante como sexo antes do casamento pode complicar a vida e trazer drama ao cotidiano, bom e ruim. Compare com sexo no casamento e, se tudo estiver bem, ele pode simplificar a vida e dar-lhe uma visão clara daquilo está acontecendo em seu relacionamento. Isso não quer dizer que sexo fora do casamento é horrível – ele pode ser sensual, romântico e divertido, mas também pode levar as pessoas a se sentirem solitárias, envergonhadas e perdidas.

Como mãe de uma menina, com frequência me preocupo sobre como conduzir as complexidades desses problemas. Sei que é incrivelmente ingênuo pensar que podemos proteger nossas filhas de embarcar numa vida sexual precoce, mas bem que gostaria.

Não me oponho ao sexo. Puxa, tenho feito sexo aos montes nos últimos tempos e me tornei uma verdadeira fã, novamente. E não é que não esteja ciente sobre hormônios e como pode ser intensamente dispersante e como as juras de abstinência são risíveis. Mas, para mim, está se tornando gritantemente claro que o sexo no casamento é diferente e melhor.

Muitos teólogos apoiam a ideia de que sexo e espiritualidade andam de mãos dadas no casamento, e por mais estranho que pareça, as mulheres do meu grupo de estudo da Bíblia ajudaram minha vida sexual de casada. Comecei a participar desse grupo de mulheres da vizinhança há muitos anos, em sessões semanais de estudo. Eu me maravilhava com a tenacidade, inteligência e fé desse grupo e aprendi muito mais do que esperava sobre fé, casamento, relacionamentos e a vida. Nunca discutimos sobre o sexo em si, e tenho certeza de que algumas mulheres do grupo poderiam corar diante da afirmação de que foram um incentivo para minha jornada de intimidade, pois não se trata de uma sugestão peculiar, apenas inspirada pelas reuniões. Nós discutimos muitas coisas que os especialistas nos dizem que são importantes para o casamento, como intenção, prioridade, espiritualidade, perdão e gentileza.

Meus três anos com esse grupo de mulheres me forçaram a mergulhar no que Deus quer para minha vida. Era humilhante e difícil. Mas uma coisa que percebi foi que aquela parte de manter o casamento forte significava aquecer *todos* os cilindros, o que significava ter relações íntimas, espontâneas e significativas com Brad física, emocional e espiritualmente. Fez com que eu percebesse que meu casamento era o combustível de quase tudo – família, vida social, saúde completa e sucesso de nosso lar. Adoro o conceito judaico de que o lar é o local mais sagrado de todos, não o templo, não um local sagrado, mas o lar. E se você trata o lar, e seu relacionamento com as pessoas nele, com o mesmo respeito que teria numa igreja ou num templo é muito difícil ignorá-lo ou negligenciá-lo.

Então, com o pensamento de que o lar pode e deve ser um local sagrado, ele também é o local onde a vida mundana do casamento acontece. Os domingos são meus dias favoritos para ficar com Brad – espiritualmente, é o dia do descanso. Nós lemos os jornais juntos, trocamos os cadernos e citamos artigos em voz alta um para o outro. Na maioria das vezes, recebemos meu irmão e a família dele para jantar no domingo, durante a tarde jogamos no quintal ou assistimos a um filme. Domingos são geralmente bons dias para família e casal.

Mas nem todos os dias são idílicos, e muitos se passam no território onde a vida é um borrão de missões irritantes e tarefas a serem cumpridas. E coisas simples podem ser negligenciadas. Você ficaria surpresa em ver o quanto é fácil passar o dia sem notar a pessoa com quem está programada para passar o resto da vida. Com certeza, algumas pessoas intencionalmente ignoram o marido, mas outras, como eu, simplesmente perdem o contato com eles por acaso.

— *Você cortou o cabelo hoje?* — *pergunto.*
— *Não, na semana passada* — *responde.*
— *Ah... ficou bom.*
— *Puxa, obrigado!*

Os dias passam como um cabo-de-guerra – falar com a babá, pegar e deixar as crianças, correr até o supermercado, pegar a roupa na lavanderia. A logística da família moderna é ridícula, entre atividades, escola, esportes, igreja, casa e assim por diante. É fácil deixar a vida passar.

Posso estar dizendo o óbvio, mas intimidade diária com Brad exige que eu *preste atenção nele*. Isso me levou a olhá-lo nos olhos e ligar-me a ele de formas, tanto físicas quanto emocionais, facilmente esquecidas na correria do dia-a-dia. Passei a me aproximar dele de forma próxima e pessoal, em vez de gritar no corredor para que não esqueça de que hoje é dia do lixo reciclável. Agora eu toco meu marido fisicamente de um modo diferente em vez de entregar a ele uma criança vestida e dizer-lhe para não esquecer a mochila e o lanche. Quando estamos em nossa intimidade, estamos juntos naquele momento, sem discutir a vida do dia-a-dia, porque aprendemos que fazer várias coisas ao mesmo tempo não funciona no quarto. Em vez disso, conversamos e nos ligamos – você sabe, coisa de casal, coisas que fazem sorrir e rir e ter certeza de que fiz bem em fazer sexo todos os dias. Nós nos abraçamos mais, nos beijamos mais, nos acariciamos mais. Porque sem abraços, beijos e carinhos e, sim, sexo, é fácil passar a irmã e irmão ou a bons amigos que moram juntos como uma família. Brad um dia me disse: "Não se pode ter uma conexão emocional íntima sem conexão física íntima. Se você não se liga fisicamente, mesmo que seja um abraço ou beijo, todos os dias, o casal passa a bons amigos que estão criando os filhos juntos. Eu poderia fazer isso com qualquer pessoa".

A intimidade regular com meu marido significa que nem toda frase que sai de minha boca começa com "você poderia (complete a lacuna)". Foi uma mudança sutil, mas importante. E isso me fez pensar se não fui uma impostora acidental todos esses anos, fingindo estar em um casamento maravilhoso e comprometido, quando não era de fato tão maravilhoso, pois eu não estava comprometida a ter intimidade regular com meu marido. Eu estou prometendo consertar isso agora. O que é engraçado porque, diferentemente de minha mãe, não sou tão hábil em consertar as coisas.

Minha mãe, no entanto, pode consertar quase tudo. Seu jeito curioso com a maioria das coisas mecânicas e as coisas de senso comum lhe valeram o apelido de "MacGyver". Se alguma vez você ficar perdido numa ilha deserta com um anzol, alguns elásticos e um desentupidor de pia, vai querer que minha mãe esteja junto. Uma vez, quando meus pais estavam na cidade nos visitando, voltei para casa do trabalho e desabei no sofá.

— Estou exausta — suspirei. — O que vocês dois fizeram hoje?

— Consertei seu chuveiro, arrumei a torradeira, passei massa corrida e pintei aquele ponto na porta da frente e enchi a máquina de lavar

quatro vezes. Tenho uma pequena lista de coisas que não consegui fazer, mas quero revê-las com você, assim pode dar um jeito nelas.

Eu tinha esperança e rezava para ter herdado dela apenas um décimo de seu gene MacGyver e pudesse achar uma solução para um problema que nem sabia que existia, ou seja, a intimidade significativa com meu marido.

Brad não sabe consertar nada. Nada. Ele pode trocar lâmpadas, baterias e sacos de lixo, mas é tudo. Ele não sabe consertar coisas, soldar ou descobrir como as coisas funcionam. Mas com um empurrão, uma pá e uma lista de tarefas pode fazer algumas coisas, é bastante motivado quando se trata das crianças e recolher material, porque tralha o incomoda muito mais do que a mim. Embora eu seja muito grata por ele fazer tudo isso, não me entenda mal, esse negócio de homem consertando as coisas pela casa não é excitante para mim, como para a maioria das pessoas. Por exemplo, minha amiga diz que fala ao marido o quanto seus joelhos tremem ao vê-lo, viril, com a caixa de ferramentas na mão, consertando as coisas na casa. Depois de ouvir aquilo, o marido dela apara a grama do jardim, conserta as torneiras ou levanta algo pesado e incômodo para ela. E sua pequena recompensa no fim de um duro dia de trabalho em casa? Uma deliciosa travessura.

Algumas amigas dizem que ficam excitadas quando veem o marido sendo bom pai, passando tempo com as crianças, lendo para elas, dando-lhes banho. Ficam loucas quando o marido contribui na unidade familiar. Mas isso não tem efeito sobre mim. Brad é um pai excessivamente atencioso e, às vezes, faz minha parte quando *eu* não quero jogar basquete ou futebol. Eu, me animar com ele jogando basquete com as crianças? Para mim é parte da descrição de cargo de P-A-I.

O que realmente me excita e traz de volta aqueles dias de suor na palma da mão, é quando estamos em nosso ambiente adulto com pessoas casadas. Adoro ver Brad com outros *adultos*. Eu gosto de ver como as outras pessoas são atraídas por ele, NÃO de um modo sensual, mas quando acham meu marido interessante. Isso pode acontecer num jantar, ao ver outras pessoas atentamente ouvindo-o discorrer sobre um de seus tópicos favoritos: política, ou quando ele me conta sobre a apresentação que fez à gerência e foi muito elogiado. Ou quando ele está numa reunião com os vizinhos, e joga a cabeça para trás e balança a barriga de tanto rir de uma piada que o vizinho contou. Esses são os momentos em que realmente fico admirada por Brad, quando preciso da atenção de outras pessoas para me lembrar por que ele é tão maravilhoso. Às vezes, eu esqueço – sim, é terrível, mas eu esqueço que casei com um homem vibrante, inteligente, bonito e gentil, e as pessoas o adoram por isso. O terrível e maravilhoso é quando se conhece alguém muito bem a ponto de se esquecer o que tem de tão fabuloso. Com muita frequência, o dom da familiaridade é tanto um conforto quanto uma praga.

Se Brad soubesse disso, não reclamaria tanto de nossa vida social sobrecarregada. Adoro vê-lo na companhia de outras pessoas, pois minha companhia nem sempre é tão fascinante e notável. Não porque eu não seja fascinante e notável (porque, na verdade, sou), é porque nos conhecemos *muito bem*... Melhor, quando se tem uma intensa vida social, se pode descobrir coisas sobre o cônjuge que talvez não pudesse ter conhecido de outra forma. Por exemplo, foi só quando jogamos o Jogo da Verdade, com amigos, que descobri que Brad tinha feito o papel de Jesus numa peça da escola. Quase desmaiei de rir. Desempenhar Jesus numa peça não é pouca coisa. Isso foi surpreendente para mim. Afinal, houve um tempo em que eu me questionava se ele acreditava em Jesus.

Mais tarde, eu lhe perguntei:

— *Você sabe cantar?*

— *Eu sabia naquela época — ele respondeu.*

— Sabe cantar agora? Poderia fazer uma serenata para mim agora? A caminho de casa? — perguntei me sentido uma garota de 13 anos.

— Claro que não, eu não canto mais. Não era grande coisa.

— Não canta mais? Há anos fico do seu lado na igreja e eu nunca ouvi você cantar nada além de um sussurro. Você canta no chuveiro e eu não tenho ouvido? Você é baixo ou tenor?

Eu estava explodindo de perguntas, meu marido, o cantor! Quem diria? E eu estava ansiosa por alguma ótima apresentação naquela noite, se é que você me entende. E não foi necessária nenhuma limpeza da casa, nem cuidado com as criança, mas um jogo entre amigos para me levar à loucura.

De volta aos dias de namoro, eu costuma acreditar que existiam dois tipos de pessoas. Aquelas que podiam casar com qualquer um e ser bastante felizes e aquelas, como eu, que eram complicadas, espinhosas e sombrias, que poderiam apenas casar com uma ou duas pessoas do planeta capazes de me "entender" e admirar toda a minha tortuosa complexidade. Hahaha. Isso não é máximo? Nossa, eu me levava muito a sério!

Agora acredito que não existe a pessoa perfeita. Brad fica ofendido com esse conceito, pois somos casados e ele gostaria de pensar que casou com a pessoa ideal para ele. Mas como ele foi noivo antes de nos casarmos, claramente pensava que havia duas pessoas que seriam perfeitas para ele. Então, ele é a prova viva de minha teoria.

Eu? Eu sou um tipo liberada por opção. Vocês já viram aqueles filmes franceses com pessoas deprimidas vagando pelas ruas de Paris, procurando uma pessoa no mundo que poderia completá-las. Por favor! O drama! A tristeza! O ridículo! Eu me conforto na ideia de que existem muitas pessoas com quem teria tido um casamento feliz. Porque percebo que "amor", "verdadeiro amor", "paixão" e "enamoramento" são apenas parte da equação. Sou feliz por ter me casado com Brad? Com certeza. Ele serve para mim e minhas neuroses? Sim. Eu o amo? Você nem tem ideia do quanto.

Estou apaixonada por ele todos dos dias? Depende. Porque aqui reside o acordo do mundo do Garotão e da Garotona: você cresce, arruma um emprego, paga as contas em dia – na maioria das vezes. Encontra alguém que tem os mesmos interesses, é atraente para você (e espera-se que você seja a ele). Vocês se acertam e têm certeza de que estão no mesmo nível e tipo de disfunção e querem as mesmas coisas (filhos, barco, animais). E, então, podem casar – o que não significa passar o resto da vida juntos. E se vocês se casam, então têm de decidir se querem ficar casados, porque isso não acontece do nada. Você está escolhendo um modo de ação – estar e permanecer casado. É mais fácil falar do que fazer.

Uma amiga dizia que sabia ter escolhido o homem errado logo depois de ter se casado com ele. Ela namorou, morou e noivou com esse homem ao longo de dez anos – isso mesmo, *dez anos* – antes de casar. Essa epifania ocorreu no décimo primeiro ano e só *depois* de ter aceitado casar. O que havia mudado? O que poderia estar diferente no décimo primeiro ano que não era evidente entre o primeiro e o décimo? Quem sabe?

E, claro, todas nós temos histórias – de amigas ou nossas – sobre tentar desesperadamente mudar o marido, pensar que o relacionamento poderia melhorar, ajeitar uma pessoa problemática ou se apaixonar tanto a ponto de fazer o romance durar. E ainda assim não funciona. Também entendo isso.

Será que existe essa coisa, como o amor verdadeiro, estonteante e romântico –, de encontrarmos e amarmos a única pessoa absolutamente certa e perfeita para nós, a ponto de excluirmos todas as outras absolutamente erradas e imperfeitas? Não sei. Acho que as pessoas que pensam ter achado o verdadeiro amor, na verdade, encontraram um ótimo parceiro e construíram uma vida que é satisfatória para ambos, cheia de lembranças maravilhosas e carinhosas. Eles se comprometeram, e a vida que construíram se tornou a história deles, *e, no fim, parece amor verdadeiro, talvez?* Nós somos revisionistas por natureza, aumentamos um pouco a história quando se trata de recordações.

E, no processo, criamos histórias de amor. Eu sou grata por ter encontrado Brad, por amá-lo e por ter casado com ele. Não há ninguém mais com quem gostaria de estar casada. Mas essa é uma história de amor de proporções históricas? Bem, o tempo tem seu papel nisso, assim como eu.

Então, enquanto comemoramos A FESTA ROMÂNTICA MAIS IMPORTANTE DO ANO, em meio ao ANO MAIS IMPORTANTE DE NOSSO CASAMENTO (por enquanto), percebo que estou escrevendo uma história de amor diariamente com Brad... Que essa história começou em 20 de junho de 1998, que nossa vida hoje, amanhã e na próxima semana está contribuindo para essa história. Não posso esperar as crianças crescerem, meu horário de trabalho ser diferente nem perder peso para recomeçar minha história de amor com Brad. Histórias de amor não acontecem. Você cria, escreve e descobre essas histórias. E sou responsável por criar uma história com Brad.

Março:

Primavera à vista, Recuando

— Querida, você está pronta? – Brad chamou da sala de tevê, graças aos poderes miraculosos de sua concentração e de nosso gravador de DVD, enquanto assistia a três competições esportivas de uma vez.

— Quase — respondi alto. Tomei um copo de leite antes de ir para a cama, tomei uma ducha rápida, lavei o rosto, escovei os dentes, depilei as sobrancelhas (estou sempre ocupada depilando alguma coisa), prendi o cabelo, apliquei várias camadas de um hidratante caríssimo, olhei no espelho de maquiagem para ver se o cosmético caro parecia funcionar (não muito), passei meu protetor labial favorito sabor menta, coloquei o pijama, peguei um livro, ajustei o alarme, passei um pouco de creme para as mãos, verifiquei minha caixa postal pela última vez, puxei as cobertas e pulei na cama.

— Ok, querido, estou pronta. Vamos lá.

Brad poderia escrever um concerto enquanto me preparo para ir para cama... e para ele. Como estávamos programando sexo, simplesmente incorporei meu marido a meu ritual diário noturno (ou matutino, quando necessário). E me sinto confiante de que meu ritual habitual o leva à loucura. Tenho tanta certeza quanto o tempo em que ele não sabia o que acontecia atrás de portas fechadas da aparência pessoal... hábitos que parecem crescer como uma praga à medida que envelheço – exponencialmente. O casamento são muitas coisas, mas, às vezes, é somente a verdade nua sobre a pessoa real com quem você subiu ao altar.

Quando Brad e eu estávamos namorando, ele dizia que queria muito aprender dança de salão (eu também!) Então, puf, depois da lua-de-mel, a dança de salão tinha morrido para ele. Hum... Brad logo descobriu que minhas adoráveis mechas e cabelos brilhantes vinham de uma mistura especialmente equilibrada de ingredientes, conhecida apenas por meu cabeleireiro. Ou quando as massagens nos pés, do tempo de namoro, acabaram e a verdade apareceu. Brad tem nojo de meus pés (juro que houve uma época em que me dizia que eram "bonitinhos"!). Ou quando eu, finalmente, confessei que eu não me importava com quem ganhava o campeonato nacional de futebol... horror dos horrores.

Nós temos revelado nossos egos verdadeiros pouco a pouco, ao longo dos anos – de tintura para cabelo a falta de entusiasmo para dança. Mas alguns anos atrás, tive a mãe de todas as moléstias e mudanças – passei da mulher extrovertida, que amava o trabalho, para a mãe de dois filhos chorosa, brava, nervosa, lutando contra a depressão. Pés feios são o de menos.

"Lutando contra a depressão" soa excessivamente valente para mim, pois eu não sabia, por um tempo, que estava travando uma guerra. As coisas começaram tão devagar que no início mal se percebia. "Contrair depressão" soa quase certo –, pois realmente senti que estava contraindo, diminuindo, encolhendo e enrugando.

Chamo de Pequena D *versus* Grande D, porque enquanto a Pequena D era perigosa e uma GRANDE distração, não necessitava de quantidades maciças de medicação ou hospitalização; não durou anos e anos, pelo que sou eternamente grata. O estranho sobre a Pequena D, entretanto, era sua dissimulação. É como uma mulher que deseja ser sua amiga, infiltra-se na sua vida, está a seu lado por anos e anos e suga toda a sua vida até que não reste mais nada. Para citar meu pai: "Com amigos assim, quem precisa de inimigos?".

Quando a Pequena D apareceu, ela me pegou de surpresa. A Pequena D estava rondando, nas sombras, por um tempo, depois do nascimento de meus dois filhos, por exemplo. Claro, olhando para trás, é como se lhe dissessem: "Como você não reconheceu depressão pós-parto quando ela apareceu?". E a SAD depressão de inverno (também conhecida como Distúrbio Afetivo Sazonal, SAD em inglês[4]) sempre tinha feito parte de minha vida ao longo dos anos, mas nada que não sumisse com uma viagem ensolarada à Flórida ou um tempo debaixo de estranhas lâmpadas de sol.

Achei que tivesse colocado a Pequena D no lugar – e, embora meu marido achasse essa afirmação risível, acreditava nela. Mas, num outono, ela me perseguiu com vontade. E, pensando naquele tempo, posso ver como a Pequena D se instalou em mim. Uma de minhas amigas mais queridas morreu e foi enterrada no dia em que completou 37 anos.

Nós sabíamos que Christy ia morrer. Da forma como ela tinha se recusado a viver, da maneira mais gentil possível, claro. Esse era o jeito dela e é como a esclerose múltipla age. Você chega a um ponto em que seu corpo o traiu tão completamente que se vê obrigada a decidir: sim ou não. Sim, estou bem com a maneira em que a doença progrediu e verei o fim, o que significa que depois de seu corpo perder os movimentos, os pulmões não serem mais capazes de funcionar e você sufocar. Ou não, você decide que quer mais tempo. E, embora seu corpo esteja paralisado, você usa um respirador que infla seus pulmões e respira por você, de modo que você não sufoque e conseguirá alguns dias, meses, ou mesmo anos. Christy disse sim para a esclerose múltipla.

Quando alguém morre e você sabe que vai morrer, fico surpresa com a capacidade de ainda ficar chocada com aquilo. O telefonema ainda assusta. Os preparativos do funeral ainda parecem surreais. O fato de que ela havia partido é impressionante. E parece que, durante e depois de tudo isso, as pessoas correm para os braços de seus entes queridos, procurando afirmações de vida. Elas precisam de imunidade contra a tragédia e segurança

4 – Seasonal Affective Disorder (SAD). Sad também significa "triste". (N. T.)

de que não acontecerá com eles. No meio de momentos de dor incompreensível, ou terror, existe essa necessidade de se conectar fisicamente com outro ser humano.

Os bebês da tragédia do 11 de setembro são exemplos perfeitos; ou pessoas que transavam sem pudor enquanto bombas caíam sobre elas em Londres na Segunda Guerra Mundial. Morrer ou a ideia de morrer cria um desejo de conexão com coisas que são, naturalmente, vivas. E intimidade sexual é a prova de que estamos muito vivos.

Mas quando Christy morreu, isso não aconteceu comigo.

Curti meu luto sozinha. Ficava envergonhada pela profusão de lágrimas que escorriam de mim todos os dias depois da morte dela. Eu chorava no chuveiro, no carro, a caminho do trabalho, ou enquanto lavava o rosto à noite. Nunca nos braços do marido, como muitas fazem. Eu não procurei conforto em Brad, não que ele não tivesse oferecido. E certamente não sentia vontade de ter intimidade com ele, não que isso teria sido refutado. Simplesmente, eu estava intocada pela ideia do toque.

Eu me lembro de quando recebi o telefonema. Brad estava brincando com as crianças no quintal. Abri a porta da frente e fiquei parada na entrada. Ele se virou, quase como em câmera lenta.

— Christy morreu — eu disse. Era uma afirmação fria e dura.
— Querida, eu sinto muito.

Mas, em vez de correr para os braços dele, corri escada acima, fechei a porta do quarto e fiquei na cama. Eu queria ficar sozinha. Brad veio atrás de mim, mas a porta estava trancada.

Eu estava sobrecarregada com a vida e tentando me encaixar no luto pela morte de uma amiga. Isso me sugou, realmente. Minha dor não era maior ou mais importante do que a das outras amigas ou da família de Christy. Não havia nada marcante em minha dor, salvo que pertencia a mim e que eu escolhi tolerá-la sozinha. Era tão incrivelmente pessoal que eu não poderia partilhá-la com ninguém. Eu não sabia como. Nem mesmo com Brad. Foi opressivo para nós dois, mas não podia ser de outra forma.

Christy era tão fabulosamente especial que fazia suas amigas se sentirem a favorita e mais fabulosamente especial. Parecia que tinha nascido para ordenar, amparar os amigos e servir como reflexão de como todos éramos especiais. O que é ridículo, de certa forma, pois ninguém foi tão especial quanto ela e todos nós aspirávamos ser até mesmo o menor reflexo de Christy. Pelo menos, eu aspirava. E parece que falharia lamentavelmente no ano seguinte.

Pouco tempo depois do funeral de Christy, meu pai e mentor, vendeu sua empresa (que, a propósito, era onde eu trabalhava) e se aposentou – uma atitude apoiada pela família inteira. Eu não estava preparada para a falta que sentiria dele no trabalho e de suas orientações todos os dias. Eu sofri a perda dessa parte de nosso relacionamento. Mas achava que não poderia me sentir triste, porque estávamos felizes por ele ter vendido a agência de publicidade e poder se aposentar, jogar partidas de golfe fantásticas e levar minha mãe à loucura em casa.

Como se já não tivesse coisas suficientes acontecendo em minha vida, achei que seria uma boa ideia mudar de casa. Quando se está numa crise emocional, você não faz ideia das coisas que parecem boas. Estávamos de mudança, não para outro estado ou nova cidade, mas para apenas dois quilômetros de nossa casa, para uma casa linda, numa ótima vizinhança, em um ótimo distrito escolar, onde duas de minhas colegas de faculdade viviam.

Assim que nós assinamos o contrato da nova casa, me apavorei. Ataques de pânico, lágrimas, explosões de raiva. Era Charla como a Mulher Maluca. Embora lágrimas, raiva e pânico fossem parte de meu repertório, a intensidade e frequência eram maiores. Acho que foi uma loucura cumulativa. Todas as coisas de minha vida se acumularam e eu não conseguia dar conta daquilo. Com cumulativo, quero dizer dois bebês e muitos anos, contratar e demitir uma babá (horrível e cômico ao mesmo tempo), trabalhar período integral e depois meio-período (gratificante e asquerosamente estressante), enterrar uma querida amiga, me despedir das orientações profissionais diárias de meu pai e tentar assegurar que Brad reconhecesse em mim algum traço da antiga mulher bonitinha, divertida, brilhante e charmosa com quem tinha casado. Eu posso assegurar que falhei nessa completamente – nem remotamente bonitinha, nada divertida e totalmente sem charme. E, por alguma razão, meu cabelo estava horrível nesse período. Talvez haja uma correlação entre ter um cabelo realmente ruim e lutar com a Pequena D? De qualquer forma, a Pequena D estava lá, através de todos os meus marcos, pacientemente esperando, por certo, sua estreia oficial.

Lutar contra a Pequena D era, mais ou menos, como aquelas escovas gigantes para modelar o cabelo... Quando elas estão embaraçadas no cabelo e você começa a entrar em pânico e puxar com força. A coisa vai piorando, e seu cabelo fica enrolado em volta da escova de pontas pontiagudas, dói muito, mas você não consegue parar de puxar. A melhor coisa a fazer seria ficar imóvel, calma e concentrada. Em vez disso, eu estava com uma escova de cabelos gigante presa em meu couro cabeludo, suada e ofegante, imaginando como eu poderia desfazer aquela coisa.

Eu acordava à noite, sacudia Brad até ele acordar, e dizia a ele que não podíamos nos mudar para a nova vizinhança "com todas aquelas pessoas". Eu chorava sem controle (um sintoma comum quando a Pequena D agarrou você), puxava a camiseta dele e olhava para ele, descontrolada, à procura de respostas que ele não tinha.

— Que pessoas? — perguntava. — Nós conhecemos metade das pessoas na nova vizinhança.

— Não seja ridículo, aquelas pessoas não nos conhecem — eu sibilava. — Nós temos de ficar aqui, estamos seguros *aqui*, com estas pessoas.

O caldo tinha entornado.

De certa forma, meu medo de mudar era lógico. Se você não se conhece e não sabe por que está se comportando de modo tão bizarro, não se apavoraria de que outras pessoas pudessem descobrir? Eu não queria que pessoas que não me conheciam soubessem o quanto estava, e podia ser, neurótica e estranha – eles podiam não ficar contentes por ter uma pirada como nova vizinha. Eu não podia entender por que ficava acordada noite após noite, catatônica, olhando o teto e imaginando se, algum dia, dormiria de novo. Assim como não havia explicação para ligar para Brad no trabalho, pedindo que ele viesse para casa imediatamente, para me ajudar a encontrar um sapato perdido de uma das crianças.

Depois de vários meses vagando pela minha vida, chorando e dormindo de manhã, à tarde e à noite, e vendo Brad empacotar as coisas da mudança todas as noites depois do trabalho, enquanto eu sentava numa cadeira, silenciosamente observando, um dia ele educadamente sugeriu que "procurasse ajuda". Sem forças, liguei para o pequeno número de meu cartão de seguro-saúde e depois de alguns telefonemas, *voilà*, fui parar na poltrona da terapeuta, colocando tudo para fora. E, de acordo com minha recém-adquirida terapeuta, eu não lidava bem com as transições.

Acho que foi bom saber daquilo. E, embora eu soubesse que era um tanto neurótica e às vezes compulsiva, nunca tinha sido um problema para mim no passado. Eu disfarçava toda a angústia (a Pequena D em seus anos de juventude, mais bonita, acho) com esperteza, personalidade e completa determinação (ou assim achava). Então saber que eu não lidava bem com as transições teria sido útil num capítulo anterior de minha vida, quando fui para a faculdade, empurrada para fora do ninho proverbial e fracassei em voar.

Casos apontados:

↦ Ir para a faculdade: perturbador! Eu não podia, na verdade, dominar aquela coisa toda de ir à aula, participar da vida na faculdade, vencer o enigma da administração do tempo (até que meu pai arrancou meu carro, e miraculosamente tirei boas notas para ganhá-lo de volta).

↦ Terminar com meu namorado desde o colégio: terrível! Eu realmente não podia aceitar a ideia de que o rapaz que eu pensava que iria casar comigo (ingênuo, mas genuíno) me largaria sem cerimônia, depois de quase quatro anos de namoro, por uma líder de torcida que tinha conhecido numa festa da faculdade. Você não vai acreditar como eu descobri que ele queria conhecer outras pessoas. Minha amiga Cece me apresentou uma amiga que iria passar o final de semana com ela. A garota, da Universidade da Carolina do Norte, foi até meu dormitório. Ela olhou meu quarto, decorado com fotos de meu adorado namorado (ele era da Universidade da Carolina do Norte), e de repente saiu... preocupada. Parece que o quarto dela também estava decorado com fotos de meu adorado namorado... adorando-a. Quais eram as chances? Eu também estava sem preparo para lidar com os comentários de "vamos continuar amigos" (também ingênuo, porém genuíno), pois pensei que ele queria dizer que continuaríamos amigos e ainda poderia sair com ele. Péssima ideia, principalmente quando passou a ter uma foto de sua adorada nova namorada no quarto.

↦ Fazer novos amigos na faculdade: risível! Você está brincando comigo – eu mal podia chegar à sala de aula, pegar papel e caneta para fazer anotações, muito menos fazer um amigo ou dois no refeitório. O que é surpreendente porque passei MUITO tempo no refeitório. Comentário complementar: minha mãe irrompeu em lágrimas quando voltei para casa, nas férias de Natal. Onze quilos e meio a mais... Qual o problema?

As únicas coisas que me salvaram naquele tempo foram: meus pais, que entendiam meus atos de revolta e me fizeram, de repente, adquirir a habilidade de estudar por osmose, ir para a aula e tirar notas decentes nas provas. Uma amiga ou duas, que viam além da angústia paralisante de ter sido abandonada por um namorado, com quem eu supunha que me casaria (mencionei que ele me trocou por uma líder de torcida?!), sabiam que eu era divertida, tinha uma alma doce, que valia amizade e atenção. Minha completa insolência, que eu fico feliz em comunicar que ainda tenho. E, Deus, que pôs em meu caminho duas pequenas oportunidades de alterar a vida, que gentilmente cutucaram (lembram, transição = ruim) o curso de minha carreira na faculdade e me permitiam desabrochar numa pessoa levemente cáustica, ocasionalmente brilhante e cruelmente leal que sou hoje. A dita pessoa que é inclinada, claro, a acessos da Pequena D durante momentos de transição.

No verão anterior ao meu último ano, rompi com a Pequena D ou entramos num hiato, se quiser ver de outra forma. Passei o verão estudando na Europa, conheci algumas pessoas muito divertidas e maravilhosas, e aquele outono prometeu uma associação de alunas com mulheres que causariam impacto em minha vida de maneira muito gentil e nada ameaçadora. A chave para essas transições? Boa pergunta, amigas. Eu decidi, finalmente, que estava *pronta* para elas. Sim... podem trazê-las.

Como lidei com outras transições importantes da vida?

↦ Eu *estava* pronta para o casamento. Esperei muito e com esforço Brad entrar em minha vida, e estava encantada por, finalmente, ter bom senso para reconhecer o presente que ele era. O interessante é que minha amiga Christy foi obrigada a me dar um cutucão.

↦ Eu *não estava* pronta para ter filhos (embora, aos 31 anos soubesse que não ficaria mais nova e, certamente, pensava estar pronta para a maternidade, pelo menos em teoria). Olhando para trás, não conheço muitas pessoas que ESTEJAM prontas para a maternidade, exceto minha amiga Nina. A maternidade era tão instintiva e natural para ela que todas nós queríamos ser adotadas por ela. Na verdade, a Pequena D estava mascarada em depressão pós-parto, e o fato de não reconhecê-la estava além de mim.

↦ *Eu não* estava nem remotamente preparada para ser uma mãe que trabalha em período integral, o que fez, fatalmente, a

Pequena D aparecer para verificar como eu estava "fazendo tudo" pessimamente. Agora, eu não me oponho a ser uma mãe que "trabalha período integral fora de casa", o que fiz por alguns anos... Só notei que estava despreparada e era terrivelmente ruim nisso.

Não tinha exatamente um bom histórico sobre o *front* da transição, então estava disposta a ser ajudada, uma vez que percebi que estava com péssimo resultado nesse estágio de minha vida. Sou uma mulher esperta e não gosto de falhar nesses testes da vida. Como diz dr. Phil, "você não pode mudar o que não reconhece". Na mosca.

Então, depois de pagar à terapeuta 150 dólares a hora para me dizer que não lido bem com transição, fui para casa e anunciei a Brad que: **a)** ele nunca pode me deixar, **b)** nossos filhos nunca irão para a faculdade, **c)** nunca mais podemos nos mudar, **d)** meus pais têm de viver para sempre e, por fim, **e)** a propósito, ele tinha algum segredo de longevidade que pudesse passar o mais rápido possível? Ah, sim, eu precisava dormir, começando naquele minuto, então me enrolei no chão da cozinha, em posição fetal (pelo menos eu queria). Brad me assegurou que podia me ajudar apenas com o item A. Já era um começo.

Mais tarde, Brad quis saber os detalhes. Então, disse a ele tudo o que eu tinha aprendido sobre mim mesma e essa pequena situação, inclusive os detalhes no questionário que eu tinha preenchido no consultório do médico, que cobriam uma variedade de assuntos, incluindo sexo. Foi essa última questão que o levou à reflexão.

A pergunta no questionário era: "Como você responderia à seguinte questão: Estou interessada em fazer sexo com meu parceiro. **1)** Frequentemente, **2)** Ocasionalmente, **3)** Às vezes, **4)** Nunca. Bem, você não tem de ser membro da associação de gênios para adivinhar a resposta. Brad fez um gesto de afirmação com a cabeça. "Nós realmente temos um problema", ele disse. Talvez, ver por escrito que sua esposa "nunca" quer fazer sexo com ele tenha sido um choque. Talvez ele tivesse se convencido de que, na verdade, era "ocasionalmente" ou "às vezes". De qualquer forma, eu estava triste por nós dois.

Foi quando levei a coisa a sério. Conversei com minha terapeuta de transição e delineamos um plano de ação. Eu sabia que não queria usar medicação, mas estava disposta a usá-la se os recursos não químicos não me livrassem daquela escova redonda gigante. Dieta... Dias bons, dias ruins. Exercício... mais vezes do que não, pelo menos no começo. Sono... Muito, muito. Massagem... O paraíso na terra. Acupuntura... nem tanto, mas tentei (era bom no começo... até os músculos tremerem e eu não me sentir tão bem). Vitaminas e suplementos... alguns para dormir, outros para a energia, mas quem sabe o que funcionou de verdade? Muita, muita oração, que provou ser a parte mais importante desse coquetel de "Pequena D, caia fora!".

Curiosamente, sexo não estava na lista de prescrições. Minha terapeuta trouxe isso à tona, para seu crédito. Afinal, eu tinha pontuado muito baixo naquele questionário. Mas depois que comecei a rir (ou chorar, não me lembro) quando ela quis discutir o tema, concordamos em falar sobre o assunto. Tenho de admitir, no entanto, que ela foi uma das primeiras a dizer que, embora eu estivesse casada com O Homem Mais Perfeito do Mundo Para Charla, dificilmente minha união era perfeita sem algo que se parecesse com uma vida sexual. Ainda que, naquele tempo, isso simplesmente não fosse parte do repertório do "sentir-se melhor" *para mim.* De que modo eu podia fazer sexo com alguém se me sentia tão triste? De que modo poderia desejar intimidade, se mal esperava a hora de chegar em casa para chorar no banheiro, longe dos filhos? Como era possível me sentir romântica, se tudo o que conseguia fazer para chegar ao dia seguinte parecia um esforço sobrenatural? As pessoas nos filmes e nos romances parecem correr para os braços da pessoa amada quando as coisas se tornam intoleráveis. Fazer sexo quando se está triste, com medo ou esgotada deveria trazer conforto, mas não tentei porque estava além de minhas forças. Eu estava silenciosamente inconsolável, e convencida de que fazer sexo não mudaria aquilo.

Será que fazer amor regularmente com meu marido amoroso poderia ter me curado? No que diz respeito à depressão, acredito que não. Nunca me ocorreu que o sexo – ou melhor, a intimidade e tudo o que vem com ela – poderia ser uma ferramenta de administração da dor... ou qualquer hospedeiro de doenças. Estresse. Ansiedade. Escolha uma angústia. "Sinto um mau pressentimento, preciso correr para casa e para os braços de Brad antes que tenha uma crise de nervos novamente." Não me parecia prático. Mas, claro, na depressão a libido fica enterrada em algum lugar muito, muito profundo. Naquele tempo eu não tinha como saber disso.

Acelerando vários anos até os dias de hoje. Percebo que não há nada remotamente prático sobre fazer sexo todos os dias com o marido. Na verdade, como parte dessa experiência eu aprendi que, se estou comprometida a um relacionamento íntimo com Brad, posso fazê-lo em meu próprio benefício mental e físico, de uma maneira que nunca imaginei antes (veja minha pesquisa de janeiro). Naquele tempo, eu não estava ciente dos benefícios de cura do sexo com um marido amoroso nos domínios de um casamento feliz e ajustado, mas agora estou. Se alguém me dissesse: "Charla, você deveria praticar ciclismo. Acho que 30 quilômetros por dia ajudariam você a sentir-se melhor", acharia que a pessoa estava maluca. Nossa, só olhar para aquele pequeno assento faz meu traseiro doer. Mas se eu estivesse familiarizada com uma bicicleta, acostumada a pedalar 30 quilômetros por dia e testemunhado os benefícios da atividade talvez: **a)** estaria mais apta a acreditar nisso e **b)** estaria mais apta a *fazê-lo*.

Nós nos mudamos para nossa fabulosa casa nova, na fabulosa nova vizinhança e fizemos alguns fabulosos novos amigos –, mas levou algum tempo. Eu tive de trabalhar todos os dias para exorcizar a Pequena D. Ah, eu a odiava. Eu disse a alguns amigos sobre a Pequena D, mas não muitos. Quem quer saber desse tipo de coisa? Francamente, naquele ponto, eu achava que eu era feita de um material diferente. Então, foi um choque completo. Mesmo minha melhor amiga, Rita, não me acreditou. E queria o nome e o telefone da terapeuta.

— Você não é o tipo de pessoa que tem depressão — ela disse. — Com quem você conversou? Eu quero uma segunda opinião.

— Agora não — eu disse. — Eu estou atrasada para minha massagem terapêutica.

Então, lá estava eu, em toda a minha patética e depressiva glória, Charla – para o melhor e o pior. E lá estava Brad me levantando – literal e emocionalmente. Foi quando percebi que, no casamento, você tem as coisas pequenas que pensa que parecem que vão te enlouquecer (como deixar o creme dental verde escorrendo pelo canto da pia *toda manhã)*. E tem as coisas grandes e reais, como depressão, doenças, acidentes, infertilidade, desemprego. Se passou pelas coisas grandes, percebe o quanto se apegava a coisas bobas e insignificantes. O casamento, às vezes, é como ver conversões malucas no meio do trânsito: você ouve buzinas, seu coração dispara, os carros freiam bruscamente... mas, então, o fluxo volta ao normal e, finalmente, você chega em paz e segurança em casa.

Abril:

Treino de Primavera

— Este fim de semana vai ser fantástico, querida! — anunciou Brad, numa sexta-feira à tarde.

Ótimo! Pensei. O que de tão especial meu marido planejou para nós? Que experiência de união familiar ele terá, cuidadosamente, imaginado e planejado? Que momento romântico, doce e calmo ele terá coordenado para o amor de sua vida? Fechei meus olhos, sorri suavemente e esperei pelas notícias inspiradoras.

— Bem, a rodada final de basquete é neste fim de semana, e a abertura do beisebol é na segunda-feira. Os Buckeyes podem passar para o campeonato nacional, e o Tribe pode jogar bem este ano. O que você acha?

Para falar a verdade, não acho grande coisa.

Meu marido é um grande fã de esportes: NBA, NFL, NCAA – escolha. Se estiver passando um evento esportivo na tevê, ele assiste. Mas o grande amor dele, além de mim, é o beisebol. Como acontece com muitos preciosistas do esporte, o amor pelo beisebol foi transmitido a ele. O avô dele foi jogador do Yale Nine. O pai jogava na defesa durante o colegial. A mãe foi iniciada no beisebol com os New York Giants, amados por seu pai e pelo home run[5] *histórico de Bobby Thompson. Essa jogada do escocês de Staten Island marcou a beleza e o legado do beisebol em sua memória, que*

5 – No beisebol, um *home run* é marcado quando a bola é rebatida de tal maneira que o rebatedor consegue passar por todas as bases do campo, terminando na base inicial e marcando "*runs*" para si e para cada um dos jogadores das bases percorridas por ele, sem erros do time defensivo na jogada. (N.T.)

ela, aplicadamente, transmitiu ao filho mais novo. Citando O campo dos sonhos *(o filme favorito de Brad): "A única coisa constante com o passar dos anos é o beisebol. Os Estados Unidos passam por tudo como um exército de rolos compressores. Este campo, este jogo: é parte de nosso passado, e nos lembra de que tudo o que um dia foi bom pode voltar a sê-lo."*

Quando jovem, o amor de Brad pelo jogo foi forjado por sua mãe gritando e gesticulando com Carlton Fisk, quando ele fez o seu *home run* em Fenway, no 12º lance, para mandar a Série Mundial de 1975 para o Jogo 7. Reggie Jackson batendo três *home runs*, no Jogo 6, para selar o destino do Dodger – e seu lugar na história, o erro fatal de Bill Buckner, no Jogo 6 da série de 1986, e memórias que o levavam para casa. O *home run* de David Justice sobre Jim Poole, no Jogo 6 da Série de 1995, para bater os Indians de sua cidade natal em seu primeiro Campeonato Mundial desde 1954, e, claro, o erro demolidor de Jose Mesa, no Jogo 7 da série de 1997 Series. Para Brad, a primavera é o beisebol.

Também sou *contra* isso na primavera, amigas. O sentimento de renovação, a ansiedade da Abertura do campeonato, o exército de rolos compressores e, claro, a rodada final.

A questão é que não sou grande fã de esportes e não me identifico com a mitificação dos esportes. Num dia bom, você poderia dizer que torço para que o tempo esteja bom para meu time de futebol da universidade. Eu sou apenas um pouco mais empolgada pelo time de basquete da universidade, especialmente quando lidera o Campeonato Nacional da NCAA, o que acontece com frequência. Mas, para mim, esporte é só diversão, não é minha vida e com certeza não é minha obsessão.

Na verdade, quando meu pai me telefonou, em 1995, e sugeriu que eu pensasse em comprar uma cadeira cativa para os jogos da NFL, que estavam para acontecer na cidade, nem me abalei.

— O que é cadeira cativa? — perguntei, com o telefone apoiado no ombro, enquanto percorria alguns arquivos, sentada em meu escritório no 18º andar do prédio mais alto da cidade.

— É um acesso permanente à cadeira — disse meu pai. — Significa que você sempre terá direito a essa cadeira.

— E por que eu desejaria isso? — perguntei enquanto me virava e selecionava mais alguns arquivos no chão.

— É um bom investimento — papai respondeu pacientemente. — É uma boa forma de apoiar sua cidade. Você pode até gostar, e aposto que alguns rapazes adorariam uma moça que tem ótimos lugares para os jogos mais concorridos da cidade.

Imagine um telefone pendurado, balançando ao ser jogado através da mesa, na correria para chegar logo ao estádio e comprar esses maravilhosos imãs de rapazes, ou seja, as cadeiras cativas. Tudo bem, não fui assim tão estabanada. Mas quase...

Meu pai, de uma forma muito doce e adequada, tem sido meu escudeiro ao longo dos anos. Enquanto a maior parte das mulheres tradicionalmente não têm escudeiro, eu tinha – ao menos em espírito. E, estranhamente, era meu pai. E mesmo que isso não tenha me ajudado a resolver meus dilemas amorosos, ele merece crédito por tentar. Por exemplo, ele costumava fornecer estatísticas esportivas interessantes a mim e à minha amiga Kate para usarmos quando estivéssemos pela cidade, conhecendo solteiros.

Naquela época, Kate e eu dividíamos um duplex pequeno, no meio de Myers Park, em Charlotte, a uma pequena distância a pé de nosso bar preferido. Havia três quartos pequenos e usávamos o terceiro como um quarto de vestir (não era tão glamouroso quanto parece). Nós nos sentávamos, uma de cada lado de uma mesa pequena, diante de nossos espelhos de maquiagem gigantes, acertando as sobrancelhas, conversando, passando spray e nos arrumando antes de sair, por volta das 10 da noite (eu sei, dá para acreditar que nós saíamos tão tarde?). De vez em quando, telefonávamos para meu pai e perguntávamos algumas curiosidades esportivas, que ensaiávamos entre risadas enquanto nos aprontávamos.

Preparadas, saíamos para o The Pub, nos sentindo bem, bonitas e cheias de Informações Importantes sobre Esportes. O Bar ficava numa casa adaptada, em um bairro histórico. Era escuro, enfumaçado e envolvente, com uma lareira em um canto, um bar no outro, e mesas e cadeiras diferentes entre si. Havia várias televisões instaladas no bar (sintonizadas no evento esportivo da noite), e no calor, abriam um pátio gigante de tijolos. The Pub servia os petiscos de praxe, e montes de baldes gelados de cerveja. Era aconchegante e um de nossos programas para conhecer pessoas e fingir que assistíamos a esportes.

Uma noite, quando estávamos a uma cerveja de nos passarmos por entusiastas cintilantes de esportes, e antes mesmo que eu limpasse a espuma dos lábios, bum – acabou. É, assim mesmo. Kate tinha usado toda a nossa munição coletiva de esportes antes de terminar sua primeira cerveja. Não havia uma única bala restante em nosso arsenal sobre jogos da universidade, NBA ou sobre como qualquer jogador da segunda base tem de bater melhor do que 315. Nada. Eu estava espantada! Olhei em volta para ver se alguém tinha reparado, e lá ela estava, irradiando toda a sua glória de entusiasta cintilante de esportes.

Eu não tinha como ficar brava, estava muito ocupada ficando surpresa. Minha querida coleguinha de quarto, Kate, tão tranquila, gentil e nem um pouco competitiva. Bem, as quietinhas são as piores, não é? Eu não estou dizendo que ela não seja tranquila, gentil ou competitiva, mas ela sabia aproveitar uma oportunidade e foi o que fez. Coisas que você faz quando tem um escudeiro... É um sentimento poderoso, como Kate mostrará a você.

Kate acabou, de fato, conhecendo seu futuro marido durante uma expedição, tendo meu pai como escudeiro, mas não foi num bar. Graças a meu pai, tínhamos cadeiras cobiçadas para um grande torneio universitário de basquete, que durava três dias, cheio de alunos bonitos e desejáveis. Will sentou-se atrás de nós, derrubando pipoca no cabelo de Kate (sutil o rapaz, não?) e assim tudo começou. Hoje, dr. Phil aconselha as solteiras a procurar rapazes em um ambiente "com conteúdo" (ou seja, esportes, estádios) e é muito bem pago por isso. Mas meu pai já sabia disso anos atrás, e o fato realmente se confirmou com Kate e Will. Eu deveria realmente ter pagado meu pai por todos os seus ótimos conselhos.

Eu sei que minha amiga Julia deve estar chorando ao ler isso. Todas as suas "virtudes esportivas" foram formadas à moda antiga: ela mereceu. Ela é uma grande fã de esportes, acompanha fanaticamente as estatísticas e ficaria muito triste com nosso plágio esportivo. Mas veja: uma garota precisa fazer o que for necessário, porque para encontrar alguém, muitas vezes temos que fingir ser o que não somos? Inevitavelmente, fique sabendo, isso não funciona, nem a curto nem a longo prazos, mas nós estamos escolhendo, inocentemente ou não. Portanto, Kate e eu, ao mesmo tempo que amamos uma boa festa da final da liga de futebol americano ou uma festa de garagem no domingo, não somos fãs de carteirinha de esportes.

Nem minha amiga Allison que conseguiu esconder do marido, por bastante tempo, que não era completamente fanática pelo futebol do Auburn. Na verdade, ela não tinha interesse algum por futebol, e ponto. Ela e o marido foram à partida entre o Auburn e o Georgia. Já estavam na quarta prorrogação, 1°C, e a torcida estava enlouquecida. Essa partida entraria para os anais do futebol como lendária e então o marido de Allison olhou para a esposa, aquela que ele escolheu para dividir seu amor e suas paixões, e *ela estava olhando o relógio*. "Até aquele momento, eu tinha conseguido esconder meu desinteresse por futebol, exceto em relação à cerveja antes do jogo, ao que vestir para ir ao jogo ou quem eu encontraria lá, mas fui pega em flagrante".

Submeter-me a temperaturas congelantes, enquanto meu time jogava a prorrogação, virou um novo passatempo e acabei comprando aquelas quatro cadeiras cativas na zona final (o que acabou me transformando de Anônima Patética dos Esportes em Amante Popular dos Esportes, pelo menos por oito fins de semana no ano). Eu me transformei em uma garota muito popular, e tudo isso acabou sendo um grande bônus quando Brad e eu começamos a namorar.

Na verdade, Brad diz que aquelas quatro cadeiras cativas foram um fator crucial para o namoro.

— Porque você veio com um dote! — ele disse uma vez. — Foi fantástico.

— Você está me dizendo que se casou comigo porque eu tinha cadeiras cativas para a NFL? — gritei, incrédula.

— Claro que não — disse ele. — Mas foi um bônus interessante. Eu gosto de assistir à rodada final quando meu time favorito está nela! Você já ia assistir de qualquer jeito, mas agora é bem melhor!

Tudo bem. Parte da história de nosso namoro é, na verdade, um clichê esportivo.

Aparentemente isso não é um problema, uma vez que a maioria dos homens come, vive e respira esportes: se não estão assistindo a jogos, estão assistindo a filmes ou programas sobre esportes. Os homens que não choraram com o milagre de seu primeiro filho vindo ao mundo com certeza chorarão como crianças quando Ray Kinsella jogar com seu pai em *O campo dos sonhos*. Meu marido se transforma em um bobão sempre que esse filme passa na tevê. Ele consegue assistir a alguns filmes diversas vezes, não importa quando ou onde. Por exemplo, em *Momentos decisivos* – segundo ele, que homem não engasga quando eles furam a defesa e Jimmy Chitwood acerta a cesta do jogo? E o futebol? Veja *Glória e derrota*. Se você não se derreter durante a cena final, em que o Billy Dee Williams, de Gale Sayers, vai ao hospital enquanto o Brad Piccolo, de James Caan, dá seu último suspiro, segundo Brad, você é um desalmado.

Agora que Brad não finge mais interesse em ter aulas de dança de salão comigo, ele ou assiste a esportes, a um filme sobre esportes ou acompanha esportes na internet. Antes de nos casarmos,

Brad estava tão envolvido com o sucesso de seus três times favoritos que sua maior felicidade estava intimamente ligada a vitórias e derrotas. Ele ficava temperamental, calado e rabugento quando seus times perdiam, se escondia pela casa, resmungando ou ligando para seu melhor amigo para desabafar e gritar. Antes de nos conhecermos, havia vezes em que uma derrota particularmente dolorosa fazia com que ele ficasse em casa o dia todo, sem banho e com a barba por fazer. O antigo colega de quarto de Brad diz que costumava torcer para os Browns, apesar de ser fã dos Bears, porque Brad "ficava insuportável no mínimo até a quarta-feira".

Se os times venciam, Brad ficava entusiasmado, feliz e tranquilo. O mundo ficava mais brilhante para ele, que queria comemorar, estudar qualquer noticiário esportivo que falasse das vitórias de seu time, e navegar na internet para atualizar-se e decorar as estatísticas. A energia que Brad gastava para seguir não um, mas três ou cinco times poderia abastecer um pequeno país. Imagine se ele gastasse toda essa energia comigo, seria... Bem, provavelmente seria muito claustrofóbico e desgastante, então vamos pular essa parte.

O que quero dizer é que antes de ter esposa, filhos e uma hipoteca, Brad colocava os esportes no centro do que a maioria das mulheres chamaria de uma infeliz e patética vidinha. Uma vida de que muitos homens têm saudades e lembranças. Hoje, Brad se esforça para manter sua mania de esportes em dia e, provavelmente, exerce boa parte de sua obsessão quando não estou por perto. De qualquer maneira, hoje há uma sensível diferença no papel que os esportes têm em sua vida. Qual a diferença? Bem, para não chutar cachorro morto, há o gravador de DVD, filhos que precisam de atenção e uma esposa que está tentando se conectar a ele. Tudo isso deveria incentivar bastante o amadurecimento, não?

Hoje nós não brigamos mais pelo controle remoto e não nos lembramos de quem assistiu o que queria da última vez. E nós nunca brigamos pela importância de um jogo qualquer de beisebol ou de quem vai ser eliminado de algum dos milhares *reality shows*. Isso não significa que sejamos santos e não briguemos nunca, mas é possível principalmente porque temos montes de televisões em casa (inclusive no quarto) e a paz é mantida mudando-se de cômodo. Nós também chegamos à conclusão de que precisamos manter nossa audiência de tevê em dia e sob controle, e que brigas por causa disso seriam um retrocesso. Na nossa casa atual, a televisão fica num lugar estranho do quarto, e não é possível mudar os canais com o controle remoto sem se sentar e se inclinar para fora da cama, com o braço esticado, como se fosse uma haste do cabideiro. Dá muito trabalho assistir à tevê na cama, acredite.

Brad e eu nunca fizemos contabilidade conjugal, e isso se deve a várias razões. A primeira é que tenho uma péssima memória e minha capacidade de monitorar o que Brad fez ou não exige uma altíssima capacidade cerebral, que saiu pelas orelhas depois do nascimento de meus filhos. A segunda é que temos aquelas descrições de papel bastante úteis.

Na verdade, agora que estamos no mesmo time, por assim dizer, e com disposição para intimidade, não há necessidade disso. Eu já não preciso pensar: "Bem, acho que vou ter de abrir mão neste fim de semana, uma vez que já faz tempo". E Brad já não tem mais de contar os dias ou mesmo semanas para se lembrar quando foi a última vez. A única coisa que estou contando são os dias para que o "sexo todo dia" acabe. Enquanto eu continuo empenhada nos ajustes gerais, devo admitir que o dia-a-dia está ficando um pouquinho cansativo.

Mas sexo deveria ser um esporte de duplas, e eu realmente faço parte da Dupla Muller. Obviamente, sexo por sexo não é tão divertido. Mas o principal é que Brad e eu agora temos de trabalhar juntos para fazer o sexo funcionar: um conceito que até agora, infelizmente, era estranho para mim. Ele gira em torno de seu poder de jogar entre cônjuges – homens procurando uma forma de conseguir sexo, e as mulheres procurando como fugir dele. E se Brad e eu tivéssemos as mesmas expectativas sexuais *pelo resto da vida*? Sem querer, o nosso arranjo sexual nos fez companheiros. Será que vai funcionar? Porque, parafraseando Yogi Berra, na perspectiva feminina, o sexo é 90% mental e o restante é físico. (Ele também disse numa frase célebre: "Só termina quando chega ao fim", mas isso é uma referência para outro capítulo). Para os homens, só posso deduzir que o sexo é 100% físico e se existe uma ligação emocional agradável, isso é só mais um tempero.

Eu já havia falado de desportismo, e essa é uma boa hora para abordar o papel fundamental que ele desempenha nessa intimidade diária. E mesmo que eu tenha feito o melhor para me comportar adequadamente entre quatro paredes, estou espantada com a forma como este acordo me obrigou a ser uma jogadora exemplar dentro e fora de campo. Descobri que devo tratar meu parceiro com respeito, incentivá-lo com um "bom jogo", mesmo que ele não o faça e me comportar com integridade, respeitando as regras com atitudes boas e justas. Não foi impossível, mas isso exigiu certa atenção.

Na maior parte do tempo, sempre me considerei uma boa parceira. Como quando concorri com Roger Brown na eleição para o grêmio estudantil. Votei nele, em um gesto terrivelmente equivocado de boa vontade, e ele votou em si mesmo... Você já sabe o resultado: Roger Brown ganhou ... por UM VOTO! "Você não merece vencer se não estiver disposta a votar em si mesma. Que burra!", ele comentou. Na verdade, pensei que nossos votos se anulariam (como sempre acontece com Brad e eu quando votamos em referendos), mas na verdade foi um gesto estúpido de coleguismo de minha parte, que quase encerrou minha carreira no conselho estudantil.

Coleguismo à parte, a maioria dos homens e Brad lutam para manter sua obsessão por esportes sob controle. Ele tem de se conter para não verificar a todo instante a posição de seu time preferido de beisebol ou sobre as chances do último jogo do Ohio State. Da mesma forma, as mulheres têm de manter sua obsessão pelos ex-namorados sob controle. Gasta-se muita energia pensando em "o que (PREENCHA A LACUNA) estará fazendo agora?".

Thomas Wolfe diz que não se pode voltar para casa, o que é engraçado, porque ele e eu temos a mesma cidade natal e eu volto bastante para casa. Discutivelmente, quando ele escreveu esse livro polêmico e velado de memórias, que alienava qualquer pessoa próxima a ele, imagino que seja realmente constrangedor voltar para casa. De minha parte, fico feliz e grata em voltar para casa e tentar ser simpática com todos, para ser sempre bem recebida. Mas mesmo assim, às vezes, voltar para casa é estranho. Primeiro, porque você tem amigos que nunca saíram de casa, ou porque você tem amigos lá que não são mais realmente seus amigos e fica constrangida em encontrá-los. Ou você decide que é uma boa ideia ligar para o seu ex-namorado do colégio para saber se ele vai à festa de 20 anos de formatura.

Eu sei, nem eu mesma acredito.

Uma vez fui para casa visitar meus pais e marquei com minha amiga mais antiga, Marcie, para tomarmos um drinque. Eu organizei todo o meu dia para acomodar aquela saída com ela. Cansei os meninos na piscina, coloquei o jantar cedo e os passei para Brad, para que eu tivesse tempo suficiente para tomar um banho tranquilo e secar o cabelo. Saí de casa e fui encontrar Marcie no The Usual Suspects, um bar que fica do outro lado da cidade. Era verão nas montanhas, e o tempo estava tão lindo que merecia um nome especial, como fresquinho fabuloso, ou algo assim. Eu estava relaxada, livre e limpa – sentimentos raros naqueles dias. Eu estava ouvindo Eagles, era um momento tranquilo.

Então, passei em frente ao meu antigo colégio, um imponente e impressionante prédio regiamente localizado numa colina. Lembrei-me então de minha vida escolar – amigos, viagens à praia, professores e, naturalmente, Alex, meu namorado de colégio. Tivemos um término de relacionamento ruim – principalmente porque achava que me casaria com Alex e ele não achava que se casaria comigo. Não estávamos em sintonia. Eu tinha ouvido que ele havia voltado e estava casado, com filhos. Enquanto isso, eu tinha me mudado para Nova York, depois para Atlanta e finalmente para Charlotte. Ele era um cara legal e, no que diz respeito a namorados de colégio, não tive problemas. "Hum, o que ele estará fazendo agora...", pensei. Então, resolvi descobrir. Liguei para o auxílio à lista e antes que eu percebesse, eles já haviam me conectado ao telefone residencial de Alex e eu estava aguardando.

Este é um bom momento para compartilhar alguns conselhos para pessoas que decidem, do nada, ligar para um antigo namorado do colégio. O primeiro e mais importante é este: NÃO LIGUE! Esqueça a conclusão. Esqueça as boas recordações. Esqueça a desculpa esfarrapada de que ele realmente gostava de você, e você quer saber como ele está. Esqueça que você acabou de sair do banho e dirigiu pela cidade com as janelas abertas e sentindo-se ótima. Desligue o telefone e vá embora encontrar seus amigos. Não vai dar certo, eu tenho certeza.

Eu não liguei pela conclusão. Eu já havia conseguido isso, muitos anos atrás, quando Alex tinha ligado para ver se estava tudo bem, e sinalizado uma possível reunião.

— Você brincando? — gritei no telefone. — Francamente! Depois de ter acabado comigo por causa de uma animadora de torcida, pisado em mim e me largado à míngua, agora você quer saber se está tudo bem? — eu estava furiosa, ainda não havia me recuperado do baque emocional desse término de relacionamento. — Escute, Alex, nunca mais ligue para mim — disparei. — Na verdade, não quero que você nem pergunte sobre mim aos meus amigos, ou mesmo pense em mim, entendeu? Acabou. — Houve uma longa pausa.

— Bem, você não precisa ser tão grosseira — ele disse finalmente, e desligou. Isso foi uma conclusão séria, amigas. Então, de certa forma, acho que era a minha vez de procurá-lo.

Se, mesmo assim, você resolver ignorar meu primeiro conselho, pense em algumas coisas importantes antes de ligar.

1. O que, exatamente, você vai dizer, que não lhe faça soar como uma idiota?

2. Se cair na caixa postal, o que, exatamente, você vai dizer que não lhe faça soar como uma idiota?

3. Se for deixar uma mensagem – mais uma vez, o que exatamente você vai dizer que não lhe faça soar... bem, você entendeu.

Você estaria certa se dissesse que eu estava totalmente despreparada para responder a qualquer uma dessas perguntas. Uma das maldições da tecnologia do século XXI é que é quase impossível perseguir e/ou desligar o telefone sem ser descoberta, ou sem temer ser descoberta. Então eu não tinha saída.

— Alô? — uma vozinha fina atendeu.

Droga. Elemento crítico número 4: O que você faria se alguém que não seja seu ex atender ao telefone? Ah, o desastre.

— Hmm oi, seu pai está?

— Você quer dizer, o papai? Um minuto.

— PAPAAAAAAAIII. TELEFOOOOOONE.

Uau, agora tudo se movia em câmera lenta. E me ocorreu, enquanto eu cruzava a cidade com o vento soprando meus cabelos, que esta era uma tremenda má ideia. Eu nem irei aborrecê-la com os detalhes, exceto para dizer que Alex levou uma eternidade para atender, porque estava falando com o escritório e, quando me atendeu, perguntou se poderia me retornar. Eu disse que não, ele insistiu e eu disse que não e ficamos nesse vai-e-vem incômodo até que a pessoa na outra linha desligou e, de repente, ele tinha todo o tempo do mundo. Como se as coisas não pudessem ficar mais estranhas. Eu consegui descobrir que ele trabalhava em tecnologia (acho que foi isso que ele disse), estava casado (disso eu tenho certeza), com três filhos (ou talvez filhas), dois deles gêmeos (pelo que me lembro). Mas isso é o que eu me lembro – ele não ia para o aniversário de formatura, porque "eu saí me arrastando de tão bêbado do décimo aniversário de formatura, que acho que ninguém vai querer falar comigo desta vez. Fiquei de ressaca por dias, foi horrível".

Bem, foi isso.

Dei-lhe atualização rápida sobre mim (como se ele realmente quisesse saber), desejei que ficasse bem, desliguei e pisei no acelerador. Endireitei-me no banco, sacudi a cabeça como se sacudisse dela a imagem de um sujeito ligeiramente careca, se arrastando de bêbado no aniversário de formatura e de sua mulher levando-o para fora e para dentro do carro. Quando encostei no estacionamento do bar, percebi que estava suando. Adeus, sensação de paz.

Marcie e suas amigas não ACREDITARAM que eu liguei para ele. Marcie, minha amiga praticamente desde o berço, ficou impressionada.

— Você precisou de muita coragem, querida. Estou orgulhosa, você deveria se sentir poderosa.

— Você está brincando? — eu disse. — Foi a coisa mais esquisita que já fiz nos últimos tempos. É possível continuar a ser uma imbecil aos 39 anos? O que eu estava pensando?

Bem, claro, eu ainda não estava pensando quando cheguei em casa, porque mal podia esperar para repetir a história do meu telefonema deselegante para Alex. Meu irmão e minha mãe ficaram estarrecidos.

— Você fez isso? — meu pai riu alto. — Que bom, como está o velho Alex, afinal?

Minha cunhada ficou indiferente:

— Quem é Alex?

Mas aí veio o problema: Brad estava irritado.

— Por que você resolveu ligar para um antigo namorado? — perguntou.

E, realmente, eu não fazia a menor ideia. Para Brad, era como assistir ao desastre de José Mesa novamente. Por que ele quereria reviver isso?

— O que você estava pensando quando decidiu ligar para o Alex? — Brad perguntou mais tarde, enquanto estávamos nos preparando para dormir.

— Obviamente, querido, eu não estava pensando, e é isso que torna a história tão engraçada e dolorosa.

— Bem, eu não acho engraçado, eu acho que é esquisito você querer ligar para o Alex depois de todos esses anos. Você ia gostar se eu ligasse para uma ex?

Bem, isso depende. Para mim, existe uma grande diferença entre uma ex-namorada do colégio e uma ex-noiva. O colégio foi, infelizmente, séculos atrás... mas uma noiva? Bem, isso foi praticamente ontem. Portanto, as mesmas regras simplesmente não se aplicam. Acho que eu poderia buscar bem no fundo de minha mente e encontrar alguma explicação bem profunda para a necessidade de ligar para meu antigo namorado naquele dia lindo. Mas não creio que haja qualquer explicação, foi isso mesmo.

— Bem, realmente não há explicação — respondi. — E se eu quisesse fazer alguma coisa, não teria contado para todo mundo, e certamente não teria contado para você.

Ele pensou nisso por um tempo. E eu o observei. Fiquei realmente intrigada com o fato de ele ter se incomodado – ok, talvez fosse ciúme – por eu ter ligado para meu antigo namorado do colégio. Porque Brad Muller é ótimo e muito mais do que mereço (a não ser quando ele fica enjoado com a comida), de modo que compará-lo a Alex é quase impossível. Então, por um lado, isso me fez sentir bem, mas, por outro, foi muito "colegial", quase idiota e muito desnecessário. Como quando Marcie e seu namorado iam me buscar para ir ao colégio, no Camaro branco, com AC/DC tocando tão alto que eu tinha uma dor de cabeça de ressaca antes da aula de inglês com a professora Huffman (geralmente era o contrário). Se houve alguma emoção diferente da curiosidade embutida nesse gesto não tive consciência suficiente para identificar. Assim, alfinetei os sentimentos de Brad, o que foi bobo, desnecessário e muito "colegial" de minha parte.

Então, eu perguntei a algumas amigas e, mesmo achando terrivelmente difícil de admitir, elas discordaram de mim. "Só porque você não liga para um antigo namorado, não significa que você não se *importe* com ele". Enigmático... "Por que você ligou para ele? Por que você simplesmente não olhou no Google?". Ao que parece, pesquisar antigos namorados no Google é praticamente uma arte, então parei tudo e imediatamente pesquisei Alex (como eu suspeitava, nada importante na internet). Outra amiga perguntou por que eu não armei um "encontro acidental" para que pudesse vê-lo em pessoa. Como minha amiga observou: "Eu encontrei uma das minhas cinco maiores paixões de todos os tempos outro dia e pensei: Puxa, ele ainda está bonito mesmo depois de 20 anos". Não sei por que não armei um encontro.

E antes que eu saque toda essa psicobobagem sobre como nosso passado forma o que somos hoje e blá, blá, blá, a verdade é esta: às vezes é só curiosidade. Às vezes você está dirigindo sozinha pela cidade, ouvindo Eagles e tendo saudades de um momento em sua vida e só quer saber como está uma pessoa. Não existe nenhum motivo secreto ou problema na vida, a não ser o fato de que você é humana e tem curiosidade. E, claro, não há nenhum mal nisso. Claro que não se pode divorciar do passado, mas isso não quer dizer que você se arrependa do presente. Acho que eu poderia ter pesquisado o Alex (menos constrangedor) ou armado um encontro (mais trabalhoso), ou simplesmente deixado a vontade passar (definitivamente, a melhor opção). E talvez eu tivesse me sentido diferente, se tivesse descoberto que Alex estava vivendo uma vida fantástica. Mas ele não estava. E se tivesse que dizer quem tinha se saído melhor depois do término do namoro, teria sido eu (o que diz respeito, exclusivamente, ao meu orgulho).

Mais tarde eu diria a Brad: "Querido, não sei nem por que estamos falando disso. Mas tem uma coisa que posso lhe dizer com certeza: não é o Alex quem transa com *moi* todos os dias. *É você*". Não que eu estivesse mantendo Alex na reserva, caso eu precisasse ligar para ele mais tarde. Não, nós não combinamos desde o início.

Boa escapada, Charla. É isso aí!

Mas eu tenho uma conhecida que me disse que, se algo acontecer ao marido número 1, ela tem alguém esperando na reserva. Eu não questionei muito sobre esse sujeito da reserva, mas sei que ele é amigo de seu atual marido. E, na verdade, isso provavelmente acontece mais do que nós gostaríamos de admitir. Minha mãe sempre disse que o único homem por quem ela deixaria meu pai era Robert Urich. Lembram-se dele? Ele trabalhou em *Vega$* (Eu amo esse —$—) e em *Spenser for Hire*. Infelizmente, ele morreu em 2002, o que foi muito triste para minha mãe e, provavelmente, não tanto para meu pai, que com certeza estava cansado do fanatismo dela.

Quem nunca pensou, depois de uma briga muito ruim com o marido, como seria a vida se tivesse se casado com o sujeito que escapou – especialmente um bonitão como Robert Urich? Quem nunca se sentou ao computador no trabalho, durante uma pausa na redação daquele relatório, e pesquisou um ex-namorado (aparentemente todas as mulheres norte-americanas, menos eu). Ainda que haja algo aparentemente pragmático nessa estratégia, você poderia formar uma fila de pessoas para situações em que um divórcio se aproxima, ou haja uma doença grave envolvida. Sempre se ouve falar de muitos homens cujas esposas sofreram de câncer durante anos e quando elas finalmente morrem prematuramente, o viúvo aparece namorando novamente em poucos meses. Enquanto isso pode ser chocante e perturbador para a família, a convivência de anos com a morte, provavelmente, faz com que o cônjuge sobrevivente queira abraçar a vida e bem rápido.

Mas, às vezes, essa emenda de alívio pode ser pior do que o soneto – afinal de contas, essas pessoas estão na reserva. A irmã de um amigo divorciou-se e procurou o antigo namorado; o homem com quem ela sonhava – eles tinham uma relação muito passional, com brigas e drama. E ele estava solteiro, eles voltaram a namorar e depois de algumas viagens de fim de semana juntos, ela pensou “ONDE EU ESTAVA COM A CABEÇA?”. Em sua mente, ela havia construído esse romance perfeito enquanto estava infeliz com o marido. Ela estava muito desiludida quando se reencontrou com a realidade.

Talvez as pessoas se separem e troquem de parceiro porque pensam que vai ser melhor com o outro e que a grama do vizinho é mais verde. Claro, casamentos acabam por montes de razões trágicas: infidelidade, abuso, uma lista enorme de motivos. Mas chutar o marido porque você está entediada com ele, ou porque ele não está “pontuando” bem, não é justo. Como uma amiga disse, em seu segundo casamento: “Eu comparo meu primeiro marido ao segundo o tempo todo. Então, finalmente descobri que o denominador comum sou eu”.

Acho que, tanto Brad como eu, ficaríamos arrasados se descobríssemos que o outro tinha alguém, mesmo que em pensamento, na reserva. Mas eu acho que se um de nós morresse, com certeza quereríamos que o outro se casasse novamente... Por outro lado, minha amiga tem razão em um detalhe, que vou citar: “Se meu marido me trocar por uma reserva, é bom que não seja ninguém remotamente parecida comigo, porque se ele me deixasse para casar com uma versão melhorada de mim, eu ficaria muito irritada. E, além disso, todo mundo erra, e ele na verdade estaria se casando comigo de novo. Então, para que a troca?”.

De outro lado, uma de minhas amigas diz que não quer voltar a se casar, caso algo horrível aconteça, mas ela tem uma pessoa na reserva, só que não é um homem. Ela moraria com uma mulher, e não, ela não é lésbica. Ela só acha que todo mundo precisa de uma esposa... inclusive as mulheres.

— Eu viveria numa casa com uma colega de quarto que ajudasse na cozinha, limpeza e manutenção — comentou.

— Você não sentiria saudades de ser casada? — perguntei.

— Não, você pode namorar. E, em seguida, voltar para uma casa bonita, limpa e organizada.

Parece muito bom, não? Eu acho que isso é o que se chama de liberdade.

Apesar de sonharmos com um mundo onde os homens troquem o esporte por um bom filme, que pudéssemos desfrutar enquanto tomamos uma taça de Chardonnay gelado, sei que isso nunca vai acontecer nesta galáxia. Em vez disso, Brad e eu nos aconchegamos com algumas Bud Lights para assistir aos principais dramas esportivos serem exibidos em technicolor. Enquanto faço uma pausa para ler meu livro, folheio uma revista de culinária, leio para os filhos, ou dobro a roupa lavada, estou lá, ao lado de Brad, para assistir aos replays, torcer quando parecer que eu deva. E se o time dele perder, tudo bem: nós ainda temos nosso joguinho de casal...

Maio:

Flores de Maio ...quero dizer, águas

— Ok, querido — eu disse quando saí do banheiro, arrumando o cabelo em um rabo de cavalo. — Meus dentes estão escovados e meu rosto está recém-esfoliado. Você está pronto?

— Querida, acho que vou passar esta noite, se você não se importa — disse Brad, escondido por trás das páginas de uma Newsweek.

Minhas mãos pararam suspensas no ar, e virei-me muito lentamente:

— Desculpe, mas você poderia repetir? Eu acho que ouvi você dizer que hoje você iria passar.

Ele folheou a revista.

— É. Eu estou cansado, tenho uma reunião importante amanhã, e temos transado bastante ultimamente.

Como se eu não soubesse.

As aulas das crianças estão quase terminando. O jardim está cheio de azaléias em flor e os mirtilos enrugadinhos estão se preparando para brotar. Já se passaram onze meses deste ano de intimidade diária. Estou me sentindo como se corresse uma maratona e estivesse agonizantemente perto da linha de chegada. Passo por momentos de euforia – uma verdadeira descarga de endorfina que transformei numa coisa boa nesse presente para Brad. E depois há momentos em que dou com a cara na porta, e me sinto como se estivesse batendo com o jornal ou o utensílio de cozinha mais próximo em minha própria cabeça.

Apesar de ter sentimentos confusos sobre o que fazemos, as emoções de Brad têm sido bastante consistentes – pura e completa alegria. Só agora, na primavera, que ele exerceu seu direito de passar uma noite (bem, houve aquele episódio na véspera de ano-novo). Para mim, é um intervalo de tempo muito longo e, é provável que, se Brad tivesse me oferecido esse presente de aniversário, e hoje fosse o dia número 305, eu já teria "passado" a oferta umas 200 vezes até agora, mais ou menos. Dez meses nessa oferta e a diferença entre os gêneros quando se trata de sexo não poderia ser mais evidente. Era também um momento "te peguei". Eu estava começando a suspeitar de que os homens e as mulheres eram extremos tão opostos no *continum* do sexo que os homens nunca perderiam uma oportunidade de fazer sexo, e mulheres, após os primeiros três anos de relacionamento, tentariam evitá-lo. Eu tinha certeza de que, após certo período de saciedade e exaustão, Brad poderia admitir e sentir que realmente não precisava de um – sinal verde – para aquela noite. Uma ponte havia sido construída através do gigantesco golfo do desejo sexual.

Minhas amigas concordam que os homens são completamente diferentes das mulheres no que diz respeito a isso e que nunca saberemos como é ter esse apetite. Uma amiga, mãe de três crianças com menos de cinco anos, disse: "Meu marido sabe que é mais animado, e eu não. Não tenho vontade todas as vezes que ele tem – o tempo todo. Por mais que o sexo seja importante intelectualmente para mim e realmente importante para o meu casamento, é mais difícil ter disposição. Ele sabe que não deve se sentir rejeitado, porque sabe que sou diferente dele".

Mas diversos homens se sentem rejeitados, inclusive meu marido. Foi preciso esperar até hoje para que Brad finalmente admitisse que o fato de eu me esquivar e não dizer sonoros "nãos" ao sexo – ainda doía. "Sei que você está evitando transar, e isso me desanima", ele me disse. "É humilhante ter de barganhar ou jogar em troca de sexo. Por que você não tem tanta vontade quanto eu?

Eu sou seu marido, pelo amor de Deus, não um babaca da faculdade tentando se dar bem".

Minha melhor amiga, que nunca teve de lutar contra a balança, às vezes "se esquece de comer". Ela é enérgica, atlética, sempre pronta para tudo – pequenas corridas, uma maratona ou levar seus três filhos a algum lugar. Agora, sinto muito, mas você pode se esquecer de pegar a roupa na lavanderia, ou de que é "Dia do Pijama" na escola de sua filha, ou que você tinha uma reunião de equipe às 7h30, da qual se esqueceu e dormiu até mais tarde. Mas esquecer de comer? De jeito nenhum. Mas ela é alta e magra e eu, bem, eu não – então talvez ela tenha razão. Eu gosto tanto de comida, de fazer uma refeição, de cozinhar e preparar os alimentos e de tudo relativo à gastronomia, que "esquecer de comer" é quase impossível para mim. Porque Deus quis que nós comêssemos – é o combustível de nosso corpo. E, aparentemente, ele também concebeu o sexo para procriação. Então eu nunca perco uma refeição. E não, sexo não tem a mesma urgência que minha alimentação. Mas eu fico imaginando se é assim que funciona para os homens. Será que os homens têm tanto prazer no sexo, em fazer sexo, em pensar e preparar-se para o sexo que "esquecer-se de fazer sexo" é quase impossível para eles? Talvez, se meu prazer com o sexo se assemelhasse ao meu prazer com a comida, eu poderia, por um breve momento – embora muito breve – gostar do lugar de onde Brad vem. Ou talvez não.

A discrepância no desejo sexual faz com que muitas mulheres adotem estratégias sutis para se esquivar. Prova A: Charla Muller antes de 3 de julho. Uma mulher que eu conheço fica acordada até meia-noite quando o marido vai para a cama às 10 horas, de forma que ele esteja dormindo profundamente quando ela entrar no quarto, pé ante pé. Outra amiga me disse: "Meu marido quer sempre que eu vá para a cama no mesmo horário que ele, porque não quer que eu o acorde quando for me deitar e ele sempre gosta de pensar que pode rolar alguma coisa. Eu sempre demoro no banheiro e, acidentalmente, descobri que, muitas vezes, ele cai no sono enquanto eu ainda estou lá. Agora eu posso demorar um pouco mais passando o fio dental ou o hidratante, para escapar do sexo".

Mas os maridos ainda insistem, como na faculdade. Minha amiga Wendy me disse em uma festa: "Se eu não transar com ele, ele vai começar a *esfregar* minhas costas sem parar, e logo, logo, vai aparecer um buraco nelas, porque ele *não* vai parar. Nas poucas vezes em que eu digo não, ele se torna um pouco competitivo e sei que vai se vingar de mim na noite seguinte".

Perguntei a Wendy o que ela fez quando ele continuou tentando. "Como é mesmo o nome daquela mulher que disse, dra. Ruth? O que custam apenas dois minutos, de dois a cinco minutos para a saúde do seu casamento? Então, eu penso: ok, vamos logo com isso, vai ser um alívio para você e então nós poderemos dormir e não preciso deixar você cavar um buraco em minhas costas".

Minha cunhada, que trabalha no mercado financeiro, tem uma abordagem mais pragmática para a intimidade. Como todo bom egresso de uma escola de administração, ela compara intimidade com o conceito de valor temporal do dinheiro. A ideia é que um dólar hoje vale mais do que um dólar amanhã, por causa da magia dos juros compostos. Então, se investirmos um dólar hoje, ele renderá juros e então juros sobre juros, e o dólar valerá muito mais do que um dólar economizado no ano seguinte. Ela correlacionou essa ideia brilhantemente com o valor temporal da intimidade. A saber: transar hoje sempre vale mais do que transar amanhã. Colhemos os benefícios do sexo e toda a boa vontade que ele gera para nosso casamento aos olhos de nosso marido. Por sua vez, eles rendem (como juros compostos de intimidade), e agora temos uma "conta bancária" da intimidade que pode ser refletida em menos tensão entre os parceiros, menos ansiedade, uma relação mais próxima e assim por diante. Um outro ponto é a suposição de que o sexo hoje vai ser melhor do que sexo amanhã... e, Deus me livre, se acontece algum acidente?

E como foi mencionado em agosto: estação do biquíni. Não há melhor momento do que hoje para uma boa intimidade à moda antiga, porque estamos todas envelhecendo e devemos ir em frente e aproveitar. Mas a correlação com o dinheiro tem uma falha. Diferentemente do mundo financeiro, onde pode investir bastante logo no início e colher os frutos, aprendi da maneira mais difícil que é necessário fazer depósitos continuamente em minha conta bancária de intimidade para mantê-la rendendo. Eu não posso transar aos montes em janeiro e esperar que isso sustente Brad até o final de maio. Quanto mais depósitos melhor, com certeza. Mas os depósitos têm de ser regulares e cuidadosamente calculados para que realmente valham a pena. Então, parece que vou lucrar mais (eu sei, eu estou rindo também), se investir cedo e com frequência e tornar isso um hábito.

Eu não estou sozinha na gestão desta dicotomia sexual. Muitas amigas concordam comigo que, na maioria, as mulheres não têm a mesma frequência sexual que os maridos, e temos de trabalhar para fazer depósitos no banco de intimidade. Uma exceção à regra é minha amiga Sofia, que corresponde – ou até ultrapassa – seu marido em termos de apetite sexual. Na verdade, quando se casaram, eles assinaram um pacto de convivência, que parece semelhante a um acordo pré-nupcial, só que não é válido em um tribunal (então por que fazê-lo?). De todo modo, esse acordo explicita que cada um espera uma quantidade justa de intimidade... ou então... Ou então o quê?, perguntei, ansiosa para saber. Bem, um de nós pode chamar o outro para um conselho e somos obrigados a enfrentar a pergunta: "Não transamos na noite passada, por quê?". E então o quê, eu me pergunto... Surra de toalha molhada?

Portanto, todos nós podemos dizer que queremos, podemos concordar "intelectualmente", como diz minha amiga, que é a coisa certa a fazer e, ainda, podemos tentar desviar dele. Mas o eterno problema ainda existe no século XXI: Como você gerencia as expectativas, necessidades, rejeições e desilusões, sem tornar a si e ao seu parceiro deprimidos, querendo um divórcio, ou procurando amantes? Brad e eu finalmente descobrimos o que Sofia talvez sempre soube – discutir sexo, colocá-lo na berlinda e torná-lo uma prioridade são esforços necessários.

Quando eu tinha 20 anos, embarquei num empreendimento diferente: mudei-me para Nova York, para o verão. Eu estava apaixonada por Nova York antes mesmo de chegar. Eu a amava a distância, como quando eu amava Parker Stevenson durante sua fase de Hardy Boys. Eu tinha visitado Nova York duas vezes, uma delas com meus pais. A viagem com meus pais foi um presente de formatura. Comprei uma mala Louis Vuitton na Saks Fifth Avenue e pensei que morreria de tanta emoção. Quando visitei os pontos turísticos de Manhattan nessas curtas 48 horas, não havia nada que eu visse e não amasse. Quem não gostaria de viver numa cidade com tanta energia e ação? Eu havia tido uma excelente impressão e estava louca para voltar.

Foi o que fiz. Fui morar em Manhattan no verão, antes do meu último ano de faculdade. Minha casa naquele verão foi na moradia estudantil de medicina da Universidade de Nova York. Eu sublocava o apartamento de dois quartos do sobrinho de um colega de trabalho de meu pai. Fiz um estágio parcamente remunerado em uma agência de relações públicas, que não tinha nada a ver com a NYU ou estudantes de medicina, mas foi o lugar que encontrei mais rápido e era barato. Foram junto comigo para Nova York duas malas de roupa, o cobertor usado da universidade de meu pai (com brasão e tudo) e meu secador de cabelo. Um quarto estava abarrotado de coisas e o outro tinha uma cama de solteiro e uma escrivaninha. Depois, eu acabaria fechando a porta para o segundo quarto, porque eu tinha visto ratos e não havia outro recurso, além de bater a porta e socar várias toalhas no vão entre ela e o chão. Eu esperava que eles morressem de fome, ou que se mudassem para outro apartamento vizinho, igualmente velho. No meu segundo dia lá, tomei posse de uma pequena televisão que estava no porão do edifício, com o lixo.

Felizmente, consegui no aeroporto um motorista de táxi muito bem-humorado e útil, que me deu uma lição muito necessária sobre como andar em Nova York. Ele me disse que Manhattan tem 20,9 quilômetros de comprimento e 3,2 quilômetros de largura. A Quinta Avenida divide a cidade ao meio, então todas as ruas a oeste têm oeste no nome, e todas as ruas a leste têm leste no nome. Todos os números de ruas vão em direção à Quinta Avenida. Isso significa que 40 Oeste na Rua 57 é perto da Quinta Avenida. Não passe da Rua 98, de nenhum dos lados (era 1988, e agora você pode ir muito além desse ponto). Se puder, tome um ônibus em lugar do metrô, só porque é mais agradável. Esse conselho, e algumas notas de 100 dólares, dadas por meu pai, eram tudo o que tinha quando cheguei lá.

Não conhecia ninguém em Nova York, a não ser uma garota da faculdade, um ano mais velha e trabalhando em período integral. Na verdade, eu conhecia outra moça de Long Island, que seria minha colega de quarto na universidade, no semestre seguinte. Mas com meu conhecimento risível da geografia de Nova York, eu não sabia que ela estava tão perto. Que eu soubesse, Long Island era perto de Siracusa, então eu não telefonei para ela e perdi a grande oportunidade de conhecer *duas* pessoas na grande Nova York, naquele verão. Fiquei muito triste e constrangida no dia da mudança, naquele outono, quando descobri que uma amiga de verdade estava a apenas 40 minutos de distância de trem. Mas divago. Continuei ligando para a colega mais velha, que já tinha se estabelecido na cidade e ela não poderia ter demonstrado menos interesse, mas continuei ligando antes de chegar e ela deve ter notado o desespero em minha voz, porque, finalmente – finalmente! – consegui extrair um convite para sair com ela no meu primeiro fim de semana lá. Ótimo, só faltam mais dez fins de semana para preencher.

Nosso passeio foi uma festa no Upper West Side, que eu nem sabia onde ficava, mas fiquei empolgada. Eu não estava nem aí se ia me encaixar ao que eu pensava ser a alta roda das festas em Nova York, eu estava louca por companhia, mesmo que fosse a de seis estagiários metidos de um banco de investimentos, igualmente novatos na noite de Nova York. Então, lá estava eu, meio deslocada, sorrindo de orelha a orelha, empolgada por estar andando com um bando de jovens profissionais urbanos. Eu tinha 20 anos.

Quando chegamos ao apartamento de minha amiga, encontramos seus outros amigos e saímos a pé. Era uma noite bonita de junho, o tipo de noite que faz com que você pare e realmente aprecie como tudo está perfeito – a temperatura, o ar – nem muito quente, nem muito frio – ótimo. Viramos a esquina da Rua 84 Oeste, em direção à suposta festa, quando, de repente, o sujeito que andava na minha frente segurou o tornozelo.

— Saco, alguma coisa me acertou o tornozelo. — Todos se abaixaram para olhar, e ouvimos um pingo aqui e outro ali: metal batendo no concreto, uma vidraça quebrada. Demorou só um segundo (ou talvez dois, porque tínhamos bebido um pouco) para perceber que alguém estava *atirando* em alguma coisa – ou em nós.

Antes que eu pudesse pensar sobre essa novidade (ou horror, dependendo do ponto de vista) de estar em Nova York, no meio de um tiroteio, algo me acertou o rosto. Segurei minha bochecha direita e meus olhos se encheram de lágrimas. Saí de perto, com dor. Droga, não posso chorar na frente de seis estagiários metidos de banco de investimentos que eu nem conheço direito!

Agachei-me e segurei o fôlego, enquanto examinava levemente a ferida. Bem, pelo menos não atravessou, pensei comigo mesma. A cabeça dos 20 anos não é incrível? Se fossem os meus atuais 40 anos, eu teria entrado em pânico total, à espera de outra bala que perfurasse minha carótida e eu morreria ali mesmo, na Rua 84 Oeste. Mas não, o meu ser de 20 anos ainda estava de pé, possivelmente na linha de fogo, vendo o lado positivo das coisas e agradecendo às estrelas porque a bala *não atravessou*.

O grupo se juntou em torno de mim, com bastante preocupação em me fazer sentir um pouco melhor. Assim que eles viram que eu não ia morrer, mantiveram o curso, porque eles não iam desistir por causa de uma coisa à toa, como uma BALA. Minha amiga, num raro momento de decência, mandou-os ir na frente e me levou para a delicatéssen mais próxima, para ver melhor o ferimento.

Andamos alguns quarteirões e passamos as luzes de neon de uma lavanderia, uma pizzaria, um Tasti-D-Lite, um Pinky Nail e vários bares. Minha amiga me puxou para uma delicatéssen onde luzes fluorescentes jogavam uma estranha luz verde sobre tudo.

— Deixe-me ver — disse ela.

Tirei minha mão, e havia sangue por toda parte. O dono do estabelecimento, um homenzinho indiano, começou a gritar.

— Sem sangue na loja! Sem sangue na loja! Saiam! — olhei para minha amiga, sem saber o que fazer. Era a primeira vez que eu saía em Nova York, com um grupo de pessoas (não podia chamá-los de amigos, podia?) e a primeira vez que levava um tiro no rosto. E era a primeira vez (mas não a última) que um homenzinho indiano em uma delicatessen gritava comigo.

— Ela foi baleada, pelo amor de Deus, você não tem gelo ou algo assim? — o proprietário hospitaleiro pegou alguns guardanapos e um copo de gelo, colocou a mão em meu ombro e, rapidamente, nos levou para fora da loja, descendo a escada e nos deixando em frente a uma loja de bebidas, local bem mais adequado para alguém que levou um tiro.

Minha amiga colocou alguns guardanapos em mim e, com a minha aprovação, colocou-me em um táxi e correu para seus amigos. Voltei direto para o alojamento na universidade, tomei o elevador, entrei em um apartamento frio, úmido, escuro e infestado de ratos, e sentei-me na cama.

Deduzimos que eu tinha sido alvejada com uma espingarda de chumbinho. Chegamos a essa conclusão porque o meu rosto não havia sido destroçado, como poderia ter sido se fosse um tiro de verdade. Da mesma forma, era um ferimento mais profundo do que um estilingue poderia causar. Não é de espantar que não tenha atravessado minha bochecha (direto para dentro do meu cérebro, e me cegado para o resto da vida!). O tiro fez um buraco redondinho, exatamente o tamanho de uma borracha que vem na ponta dos lápis. Na verdade, se você não soubesse, pensaria que alguém simplesmente enfiou uma borracha de lápis na minha bochecha, embora isso exija muita força. Na manhã seguinte, eu tinha um hematoma gigante, do tamanho de uma moeda, com o buraco que parecia ter sido feito com uma borracha no meio. Meu olho direito, apesar de não estar roxo, tinha hematomas na parte de baixo. Eu ainda não tinha nem começado o primeiro dia do estágio e já parecia uma aberração.

Sentada no quarto, naquela noite, eu me enrolei no cobertor de faculdade de meu pai. Olhei para o espelho de corpo inteiro montado na parede em frente. Levei a mão à bochecha, toda a minha cabeça latejava e eu estava sozinha. Não chorei. Não que eu seja contra o choro – só para constar, eu choro muito. Apenas fiquei sentada e pensei: "Nossa, eu não esperava que isso fosse viver em Nova York". Aquele foi um momento de conclusão de proporções épicas.

Mais tarde, no dia seguinte, fui à farmácia e comprei um estoque de corretivo. Corretivo em bastão, corretivo líquido, corretivo em bisnaga. O que você pensar, eu comprei. Fui para casa naquela noite e pratiquei como esconder meu machucado. Parecia uma espinha gigante, com um nó embaixo, o que era melhor do que a aparência de um tiro, acho.

Não liguei para meus pais, ou eles teriam exigido que eu voltasse para casa – essa teria sido a forma de eles me salvarem, e eu, definitivamente, não queria ser salva. E além de uma bochecha machucada, e mais tarde uma pequena e apagada cicatriz, aquilo não era grande coisa, *pelo menos naquele momento*. Quando meus pais me viram, mais tarde, naquele verão, eu concebi uma história acerca da fumaça e da poluição tapando meus delicados poros. Transformei minha história real de terror na cidade grande em um drama adolescente sobre uma espinha.

Mas o momento de conclusão ficou comigo e não alterou o meu desejo de estar em Nova York, ou tudo o que eu sentia pela cidade. Eu tinha um currículo para construir, uma cidade para explorar e uma curiosidade quanto a estar sozinha. Mas foi um momento crucial para mim, como nas eliminatórias de basquete da oitava série, quando eu percebi que nem todo mundo poderia jogar, e eu, provavelmente, seria parte do "nem todo mundo". Ao longo das próximas duas décadas, haveria mais Momentos de Conclusão:

↦ Às vezes, pessoas que não merecem são promovidas antes de você, e não há nada que possa fazer, a não ser espumar silenciosamente e ser cruel com elas durante reuniões de equipe.

↦ Não se pode convidar todo mundo para tudo e, às vezes, você não será convidada. Para alguém com grandes necessidades sociais como eu, isso doeu. Nem sempre eu quero ir, mas sempre quero ser convidada.

↦ Os homens que dizem que nunca poderiam se casar com alguém tão complexo e interessante não te amam de verdade... não mesmo. E você, provavelmente, não é tão complexa e interessante, mas é exigente e reclamona.

↦ Vomitar nos sapatos de alguém de que você gosta é difícil de ignorar e não importa o quanto você queira que ele te ligue, ele não vai ligar. Porque, afinal de contas, você vomitou nos sapatos de camurça marrom dele.

↦ Tente o quanto quiser, mas você não pode ser amiga de uma mulher que jura que os animais da fazenda falam com ela. Tenha dó.

Mas eu tenho de admitir que os "momentos de conclusão" mais impactantes são os que dizem respeito ao casamento. Pergunte a qualquer casal, velho ou novo, sobre um "momento de conclusão": eles conseguirão lembrar mais rápido do que a data do aniversário de casamento. Por "momento de conclusão" pode-se entender seu próprio tiro no rosto, onde você segura a bochecha – ou alguma outra ferida – e diz para si mesmo: "Nossa, não era assim que eu achava que fosse".

E esse momento é uma encruzilhada de destinos. Você percebe que, ou tudo vai ser melhor do que pensava, pior do que você imaginava, ou, mais provavelmente, pouco diferente do que você sonhou. Igual a Nova York.

Pode ser surpreendente, como quando minha cunhada, que cresceu na Arábia Saudita, percebeu que o incrível e profundo repertório de sagacidade e observação de meu irmão é simplesmente uma repetição constante sobre cultura pop. Ele citou música, livros, televisão e muito mais, e ela cresceu dentro de tal vácuo cultural, que achava que era tudo novidade e que ele era um gênio.

— Eu pensava que ele era original! — disse ela.

— As coisas mudaram agora que você sabe? — perguntei.

— De certa forma, mas ele é rápido, engraçado e ainda me faz rir. E eu o amo. Então, acho que não importa.

Minha amiga Julia percebeu que toda a gestão de seu marido bonito, incluindo os irmãos dele, se resumiria a passar tempo com a família dele; muito tempo, que ela gostaria de gastar com sua própria família. Na verdade, ela perdeu a maravilhosa festa de casamento de seu irmão, porque teve de entreter a família de seu marido na Páscoa.

"O ressentimento em ter de abrir mão do encontro da minha família para receber minha cunhada foi enorme. E teve menos a ver com o fato de lidar com a família dele, do que com perceber que, embora eu prefira sempre conseguir o que eu quero, isso não vai mais acontecer o tempo todo", é a verdade, amigas, a verdade.

Há coisas que simplesmente não importam, como uma pequena cicatriz que não aparece mais, porque você ainda está na dele, mesmo quando percebe que a pessoa que você ama não ama as mesmas coisas que você – como o sexo ou sua família ampliada. Mas o que acontece se o momento de conclusão é de tal magnitude que não se pode desviar?

Como com Brad, cujo momento de conclusão não me envolveu, mas à sua primeira noiva. Brad mudou-se para Washington após ter se graduado em ciência política. Em uma estranha virada da sorte, ele conseguiu um trabalho na área – o que é menos comum do que se pode pensar. Sua irmã bióloga virou treinadora de basquete. Tal como os milhares de crentes que vão a capital para mudar o mundo, Brad aproveitou seu republicanismo: ele ajudou a eleger um presidente republicano, viajou para o exterior com o Departamento de Estado, e, naturalmente, como o resto de nós, procurou uma pessoa especial.

Ele era louco por essa menina – amiga de uma amiga – que era doce, inteligente e bonita. Eles começaram a namorar e com o desenrolar dos fatos, o namoro ficou sério bem rápido. Logo foram morar juntos e, pouco depois, ficaram noivos. E como tantos de nós, ele se fixou numa ideia. Ele era jovem, vivendo na capital do país, trabalhando com e para pessoas poderosas. Houve recepções no Hill, *happy hours* no Fox Hound ou no Hawk e Dove, e noites no Spy Club. Ele estava no melhor momento da vida. Só que nunca tinha parado para pensar sobre o que estava fazendo com ela.

Brad e sua noiva eram muito diferentes. Ele era um conservador do Centro-Oeste e ela era uma liberal da Costa Oeste, de Berkeley, Califórnia. Ele era episcopal, ela queria criar filhos judeus, em sua forte fé judaica. O irmão dele era um engenheiro eletricista, o dela era um astro do rock – literalmente. Quando os planos para o casamento foram definidos, juntamente com os detalhes, Brad começou a ter dúvidas sobre compatibilidade e sobre sua decisão de casar-se com ela. Remoer dúvidas deu lugar ao completo pânico. É medo, todo mundo tem medo, tranquilizou-se. "Este sentimento é normal", pensou consigo. "Acontece com todo mundo – não é?".

Um dia, ele perguntou a uma conselheira, com quem frequentemente almoçava: como você soube que aquele seria o seu marido? "Simplesmente sabia". A-há! E foi quando ele soube que sua noiva não seria sua esposa. Mas como se desfaz o que havia sido feito? Como é que alguém que não consegue devolver sopa fria para a cozinha, ou exigir um quarto de hotel para não-fumantes, diz a uma mulher maravilhosa, e sua família ótima, que não pode se casar? Como você diz às pessoas que estão enviando presentes de casamento e fazendo planos de viagem que os presentes terão de ser devolvidos e a viagem cancelada? Como você magoa alguém de quem realmente gosta? Bem, você faz isso porque percebe que não vai melhorar daqui a um ano, ou quando tiver filhos, ou depois de dez anos de casado.

As pessoas ficam cada vez mais curiosas por Brad ter sido noivo anteriormente, e querem saber os detalhes sórdidos: casamentos abortados não são sempre boas histórias? Brad não cedia.

— Por que vocês não querem falar sobre isso? — eu perguntava, sendo tão intrometida como qualquer outra pessoa.

— Por quê? – ele perguntou. — Por que você quer ouvir a história de como magoei alguém? Por que você acha isso divertido ou interessante? Eu não acho — A-há! Por quê?

Então, existem alguns momentos de conclusão que demandam ação, e alguns que não. Meu momento de conclusão sobre o casamento? Ah, por onde começar, minhas amigas, por onde começar? Nós não temos uma lista de conclusões prontinha em algum lugar da memória, ao lado das belas fotos de nosso casamento?

Mas a conclusão mais importante dessa experiência conjugal é: às vezes, você tem de fazer mesmo quando não quer. Assim como você tem de passar feriados com os sogros, ou um domingo à tarde torcendo para um time que não poderia lhe interessar menos. E que você precisa fazê-lo de bom grado... ou com toda a boa vontade que lhe for possível.

Sabe quando você vai ao dentista e está sentada na cadeira, com aquele babador ridículo pendurado em você, e o dentista que sofre de alergia crônica e tem cílios pavorosamente longos (eu sei disso porque nenhum outro profissional de saúde fica tão perto de seu rosto) faz perguntas estranhas, do tipo "seu histórico de saúde mudou no ano passado", como se estar na UTI no mês passado tivesse algum impacto no seu acúmulo de placa? E você fica toda tensa antes mesmo de ele chegar perto de seus dentes com aquele estranho e longo removedor de placa elétrico que faz tanto barulho que parece que vai romper os tímpanos?

Bem, esse é o sentimento que tenho agora, transando todos os dias com Brad, há tanto tempo.

Agora, eu abomino tanto a ideia de transar que fico tensa antes mesmo de colocar meu pijama. Não é culpa dele, mas estamos quase no final desse acordo e tudo que quero fazer é rastejar logo para baixo do cobertor e dormir. Mas não posso. Então eu tento, de verdade. Penso em coisas felizes e canto músicas em minha cabeça, mas a verdade é que: ESTOU CANSADA DE SEXO!

Parece que na reta final de sexo existe esta inversão: quanto mais insuportável para mim, melhor fica para Brad. Sério, excetuando a noite que ele passou, no início deste mês, houve alguns dias em que ele não podia ter sido mais lascivo. Eu, por outro lado, arrasto-me para a cama, suspirando pesadamente e desabo nos travesseiros.

— Vamos lá — resmungo. E lá vem ele, pulando na cama, com os dentes recém-escovados e um grande sorriso; tal como um *golden retriever*. Como podemos, quase no final de nosso acordo diário de sexo, ter sentimentos tão incrivelmente diferentes?

— Você pode parar de fazer careta? — perguntou Brad uma noite.

— Não estou fazendo careta — eu disse, trincando os dentes.

— Está sim. Você pode pelo menos fingir que está gostando?

— Que tal simplesmente fechar os olhos? — sugeri. Ele se irritou e fez exatamente isso.

E essa ideia de nos unirmos, evoluirmos juntos e conectados de formas mais significativas? Pois bem, naquela noite de maio, minha única resposta era: "Tanto faz".

Porque até mesmo em um dia ruim (que apesar de tudo, não são muitos), eu nem recebo crédito. Eu não posso entrar em uma loja e, dramaticamente, levar a mão à testa e exclamar: "Acudam-me, agora, vocês não veem que estou à beira do colapso? Fiz sexo com meu marido todos os dias durante *quase um ano*!".

Não posso chegar ao trabalho e dizer a um cliente esnobe: "Pena que não esteja satisfeito com este programa, mas tive a pior noite de minha vida, porque tive de transar pela 258ª vez este ano! Então pare de reclamar e vá pegar uma lata de Diet Coke para mim!".

Você não pode usar essa informação em conversas numa festa.

— Sim, bem, enquanto todas foram esquiar em Vail neste inverno, eu estava fazendo sexo todos os dias com Brad. Mas chega de papo, como estava a neve neste ano?

Você não pode confidenciar-se com sua mãe. "Desculpe-me se sua mãe de 90 anos é tão insuportável. Mas se você realmente quer saber o que é insuportável, tente ter relações sexuais com seu marido por dez meses seguidos."

As pessoas podem não saber de minha angústia, não que eles fossem ter pena de mim. Foi minha ideia idiota, afinal, de transar interminavelmente com meu marido. Não, sexo diário com seu marido é uma cruz que se carrega escondida. O que é uma novidade para mim. Todos os fardos que eu costumo carregar são bastante óbvios e difíceis de esconder. Tal como gerenciar meu peso, ou melhor, gerenciar mal meu peso. Ou beber demais numa festa, o que é difícil de esconder, mesmo quando eu imploro a Brad para me ajudar.

— Eu disse para me levar para casa imediatamente se eu passasse da conta na festa do Barnes. O que aconteceu?

— Querida, você estava se divertindo tanto imitando sua mãe que eu não quis estragar a farra.

— Bem, da próxima vez, sinta-se à vontade para estragar minha farra e poupar algumas pessoas legais da necessidade de me evitar na próxima vez que me virem na lavanderia.

Por isso, era difícil me queixar por transar com Brad. E, na verdade, eu não deveria me queixar de nada. Eu fiz a fama, agora tenho de me deitar na cama...

Sempre que estou um lixo, ou estressada – como eu estive durante quase todo este mês de maio –, eu embarco em um dos meus aliviadores de estresse favoritos: compro batom. Batom Chanel. Sempre me faz sentir melhor. Vou para o shopping e sigo direto para o balcão da Chanel, analisando todas as moças bem penteadas da Chanel, com seus terninhos pretos. Mas eu não preciso deles: tenho minha terapia Chanel como ciência. Vou até o balcão e olho todos aqueles tubos lindos, perfeitamente organizados e de imediato me sinto calma e centrada. Eu fico maravilhada com os gênios que criaram aquelas cores, que foram cuidadosamente numeradas e nomeadas. Admiro o tubo preto e lustroso com um anel dourado, da mesma largura da aliança de Brad. Rolo os tubos em minha mão, e evoco imagens de minha vida, ao estilo Chanel – lustrosa, sofisticada e misteriosa (em outras palavras, o oposto da minha vida real molambenta e morna). Incorporo a própria Coco enquanto experimento vermelho após vermelho, rosas e corais coroando minha cabeça de lado a lado no espelho, para ver as cores brilhantes de todos os ângulos. E tento convencer a mim mesma de que enquanto Coco e eu não nos parecemos em nada, temos um tom de pele semelhante, e que seu vermelho tradicional ficaria tão chique e atemporal em mim como fica nela (ou talvez não). Coco dizia: "Uma moça deve ser duas coisas: classuda e fabulosa" e depois de deixar o balcão da Chanel, me sinto um pouco dos dois por algum tempo. O batom Chanel nº 17: Allure; nº 18: Vamp. Vermelho nº 5; nº 81: Marilyn; nº 79: Rose Paradise, para citar alguns de meus favoritos. Ah, eles soam tão lindos, não?

Coco é para mim uma espécie de heroína – incrivelmente na vanguarda em sua obstinada recusa em ceder às tendências da moda (como, por exemplo, em como nasceu o pretinho básico). Ela mentiu sua idade em dez anos, acredita? Ela passou por arte, moda e cosméticos e, geralmente, fez o que quis, o que era absolutamente escandaloso na época. E ela tinha aqueles óculos de sol gigantes fabulosos, adoro.

É difícil sentir-se classuda e fabulosa aos 40 anos, quando se está cansada, mas eu gosto de fantasiar sobre o que poderia ser minha vida se tudo que eu precisasse fosse um pretinho básico, um tubo de nº 18: Emotion e um táxi para sair desta vida. Em vez disso, suspirei, coloquei meus óculos escuros, fechei meus lábios cheios de batom Chanel, tentei me lembrar onde estacionei meu grande e barulhento Suburban, e fui para casa, para transar com meu marido.

Junho:
Temporada de Casamentos

É 24 de junho e última noite das férias de família na praia. Só mais dez dias e nosso acordo de sexo todos os dias acabará oficialmente. Estou na cama, lendo. Brad vem para o quarto. Eu suspiro, fecho o livro e me preparo, o que, na verdade, significa continuar deitada.

Então, percebi que minha calcinha estava muito enfiada e resolvi o problema.

— Nossa, isso foi romântico, querida. Você, realmente, me atraiu agora.

Olhei para ele com profunda incredulidade.

— O que foi?

— Nossa, você acha que poderia se esforçar mais um pouquinho?

— Como assim? — perguntei.

Ele suspirou.

— Você poderia fingir que está realmente interessada nisso? Quer dizer, você poderia me namorar um pouquinho?

Namorar? Esforçar-me? O que ele acha que tenho feito nos últimos onze meses de minha vida? Intimidade todos os dias é um esforço: exige perseverança, paciência, cuidados pessoais e uma ética de trabalho que eu não sabia que possuía. Pelo menos, ele nunca descobriu aquele pelo de 7,5cm que minha gilete não alcançou, atrás do joelho – com certeza o romance acabaria. Mas, depois de 354 dias de intimidade, de repente, ele quer romance?

Eu desatei a rir. Eu estava rindo tanto que tive de me afastar, mas ele estava falando sério. Eu sabia disso porque ele disse:

— Querida, é sério.

Eu ri mais ainda: irônico, não? Eu me encolhi, segurei a barriga e gritei de tanto rir. Após um minuto, Brad abriu um sorriso.

— Você está me dizendo que depois de onze meses e vinte dias de sexo diário sem compromisso você quer mais alguma coisa?

— Eu não quero mais, quero melhor — até que não foi dramático.

— Desculpe-me, mas você pode esclarecer? O que é melhor do que sexo todos os dias com sua esposa, por um ano inteiro?

— Bem, isso realmente conta se você só está aí deitada, sem vontade nenhuma?

Espere aí, cara, analisamos tudo isso no início do acordo, e não houve discussão se "estar lá deitada" não era permitido no acordo. Além disso, antes deste acordo, houve muitas vezes em que eu só estava "lá deitada" e me atrevo a dizer que a maioria das mulheres casadas norte-americanas tem apenas "estado lá, deitada" há muitos, muitos anos; talvez há décadas. Eu me atreveria mais, para dizer que o termo "ficar largado" tem suas raízes no leito conjugal. Na verdade, fico surpresa por não ser um conselho conjugal comum:

— Quando tudo o mais falhar, fique deitada.

PORTANTO, eu me esforcei. Enquanto namorar estava fora de questão, eu tentei fazer um papel no qual eu era uma participante ativa. Não foi grande coisa, mas certamente não foi ruim. Suficientemente bom, seria ter sido boa o suficiente neste trecentésimo quinquagésimo quarto dia com meu marido.

Se conselhos conjugais gerais eram escassos quando nossas mães estavam começando, agora estão disponíveis em toda parte. Televisão, livrarias, amigas – todo mundo tem uma opinião sobre como fazer um casamento funcionar, mas as pessoas continuam a se divorciar: o conselho se perde para alguns de nós ou, simplesmente, não é suficiente? Casar é um grande negócio.

Hoje, 2 milhões e 400 mil casais se casam a cada ano nos Estados Unidos, o que se tornou uma indústria de 72 bilhões de dólares[6]. Obviamente, junho é o mês mais popular para se casar nos Estados Unidos e, com certeza, neste ano certamente não passaria sem mais um convite dourado. Já assisti à minha cota de casamentos, alguns deles ainda na faculdade. Na verdade, fui madrinha em dez casamentos, sem contar a segunda e terceira viagem ao altar de minha amiga, Marcie. Por algum tempo lá, eu realmente fui a eterna madrinha.

Brad e eu ficamos noivos nas montanhas. O cenário contribuiu para a proposta – que foi quase digna de pena. Por alguma razão, toda a experiência de Brad no teatro do colégio falhou, e ele simplesmente congelou. Nós estávamos em uma pitoresca pousada, e sabia que ele faria o pedido (por favor, a maioria das mulheres não sabe quando ele vai fazer o pedido?), e as palavras, literalmente, não saíram. Eu acho doce e um pouco romântico quando o amor de sua vida diz:

— Ah, você quer se casar comigo? — enquanto fica todo vermelho. Nenhuma palavra sobre como este último ano foi o mais maravilhoso de sua vida. Nenhum sentimento sobre nosso incrível futuro juntos. Nenhuma menção de seus sonhos em ter uma família comigo. Nenhuma declaração de amor sobre como eu sou incrivelmente fantástica e especial. Só um "Ah, você quer se casar comigo?".

Bem, ele sempre foi direto, e eu queria mesmo me casar. Bebemos uma garrafa inteira de champanhe, e liguei para minha mãe, que gritou de felicidade e colocou toda a engrenagem de casamentos em movimento, naquele segundo.

Neste ano, mais um convite e anúncio de casamento chegaram à família. Eu tinha a vaga impressão de que toda a minha geração já tinha se casado, quando veio a notícia de que minha prima de primeiro grau se casaria.

---

6 – The Knot, Bridal Industry Statistics. www.theknot.com/au_industrystats.shtml, 1/8/2007.

Eu adoro minha prima – ela é jovem, inteligente e vibrante; e será uma excelente esposa para seu ótimo noivo. Minha mãe e eu fomos ao casamento com meus filhos, e ficamos para o fim de semana. Meu irmão e meu pai tinham planos antigos e não puderam assistir ao casamento, por isso eu dispensei Brad da obrigação de ir, o que ele realmente apreciou. É engraçado, as mulheres adoram casamentos e os homens não. Na verdade, meu pai é conhecido por, convenientemente, pular o casamento e, estrategicamente, aparecer na recepção. Quando as pessoas fazem comentários sobre a cerimônia, ele concorda. "Eu sei! A música não era maravilhosa?", ele solta, enquanto se dirige à mesa do buffet. Para os homens, casamentos são chatos, a não ser que seja um membro da família ou, até mesmo, melhor amigo e, mesmo assim, o casamento ainda é chato, mas ainda há todas as festas divertidas para compensar as coisas sérias.

Minha prima entrou na igreja, e eu chorei. Eu choro mesmo quando estou sentada no lado do noivo, no caminho de volta e não conheço a noiva. Eu choro porque ela está linda. Mesmo que ela não esteja *tão* linda (sejamos sinceras, algumas não estão); ela, provavelmente, nunca vai estar melhor. E eu presumo que ela nunca mais vai estar tão maravilhosa, então eu choro uma lágrima de pesar por ela. Eu choro quando a música cresce e, com os crescendos da solista, penso que esta será a última vez que essa mulher será o centro das atenções, e que o resto de sua vida vai ser gasto negociando felicidade com outra pessoa. E eu choro de pesar, mais um pouquinho. (Espero que alguém tenha feito isso por mim.) Então, eu choro ao vê-la entrando com o pai, e pelo grande misto de emoções que ele deve estar sentindo. E espero que o noivo supere tudo o que o pai deseja para ela, e choro outra lágrima de pesar, pois sei que, em algum lugar do caminho, alguém vai ficar desapontado. E choro porque, mesmo tão bonita e tão feliz, ela não faz ideia do que está por vir. Se fizesse, ela estaria chorando junto comigo.

Em vez disso, minha prima parecia maravilhosamente feliz. Após a cerimônia, nós andamos da igreja até a recepção, num museu próximo. Naquele momento, minha prima colocou uma gérbera rosa em seu bonito chignon, e dançou descalça a noite inteira. Enquanto minha mãe arrastava meus filhos para a pista de dança, eu imaginava por quanto tempo esses doces noivos se desfrutariam. Espero que seja por muito, muito tempo.

Todas trazemos "coisas" para o casamento, e crescer nas décadas de 1970 e 1980 teve seus desafios. O movimento feminista foi ganhando impulso, e muitas noções de casamento e os relacionamentos de minha infância foram mudando, instantaneamente. Havia ainda Barbie e Cinderela, mas Barbie agora era médica; e Cinderela, provavelmente, marcharia para Washington. As mulheres perseguiam a carreira vestidas com horríveis imitações de ternos escuros, masculinos, usados com laços.

Fui encorajada a ser uma profissional bem-sucedida e atingir pontuações elevadas em toda a minha vida acadêmica (o que fiz, mas só de vez em quando). E enquanto esperava-se que eu me casasse – e bem – eu não tinha nenhuma assistência nessa área.

Meu pai colocou uma regra: se eu me casasse antes dos 27, ele não pagaria o casamento. Foi um presente de verdade. Primeiro, porque de certa forma deixei de me sentir pressionada. Eu me graduei, mudei para Nova York e nunca pensei em ter um namorado ou em achar um. Não tive, nem encontrei um namorado na faculdade, ou em Nova York, mas me diverti horrores, e nunca senti nenhuma pressão para namorar sério, muito menos para me casar. Um namorico, de vez em quando, teria sido bom, mas, no geral, pude experimentar um pouco de independência e uma vida só minha. Isso foi uma coisa boa. E enquanto isso, meus pais estavam secretamente aterrorizados de que eu conhecesse alguém em Nova York, e ficasse lá para sempre, eles sabiam que eu precisava amadurecer antes que pudesse tomar uma boa decisão sobre com quem me casar.

Então, para mim, casar cedo não estava nos planos, por sorte ou escolha; e Brad e eu nos casamos quando eu tinha 31 anos. Eu sei de quatro pessoas que se casaram cedo, com seus namorados de colégio – minha mãe, minha sogra, minha prima Jenn e minha colega de quarto, Diane. Para todos os outros, eu tremo só de pensar sobre a trajetória de suas vidas, incluindo a minha, se tivessem se casado tão jovens, com seu primeiro amor. Eu amadureci tarde e pessoas que amadurecem tarde nunca devem se casar com o namorado de colégio, porque ainda há coisas por terminar. Se quiser uma versão deprimente de *A felicidade não se compra* (que já é deprimente, se quiser saber), imagine sua vida se tivesse se casado com seu namorado de colégio. Se tivesse me casado com Alex, e eu realmente pensei que fosse, quem sabe o quão louca e deprimida eu poderia estar, e ele certamente estaria. Por isso, sempre fico intrigada quando as pessoas se casam com os namorados de colégio ou faculdade e dá certo, porque você está tomando decisões muito importantes, e ainda é muito, muito jovem. Como eles conseguem?

Então, enquanto eu amadurecia (sempre tão lentamente, como aquelas plantas que só florescem a cada sete anos ou mais), comecei a trabalhar na lista das qualidades que um companheiro deve ter. Mulheres fazem isso, admitam ou não, e esperamos que a lista cresça e amadureça conosco. Por exemplo, em minha lista dos 20 anos incluí qualidades estúpidas como deve ser um bom jogador de golfe e ser do Sul. Achei que essas duas características fossem extremamente importantes. Vai entender... As pessoas podem mofar na lista, mas, muitas vezes, seu companheiro é tão bom quanto as exigências.

Lembro-me de uma amiga querida me ligando, aos prantos, um dia. Isso foi durante o casamento número um, e seu primeiro marido estava atormentando sobre o peso dela.

— Ele diz que não se sente atraído por mim agora que eu engordei um pouquinho — ela soluçou ao telefone. Essa é uma boa hora para dizer que essa amiga é lindíssima e ela e o marido número um se conheceram na academia, onde ambos trabalhavam. Marido número um era um sujeito bonito, eu acho. Mas acho que a coisa mais importante é que ele era muito *sexy*.

— Eu não acredito que ele se casou comigo por minha aparência! — lamentou ela.

— Querida, me diga uma coisa: por que você se casou com ele? — eu queria acrescentar: "Não foi porque ele era um gênio, não é?". Mas eu não fiz isso. Ela tinha se casado com o marido número um por muitos dos mesmos motivos pelos quais ele tinha se casado com ela, creio eu. E, sim, ela o amava. Só que ela tinha feito uma lista e evoluiu além dela, e quando percebeu, era tarde demais.

Mesmo que eu tenha excluído de minha lista alguns dos requisitos mais fúteis e atualizado com alguns mais substanciais, Brad ainda não se encaixava. Claro, ele não era do Sul, nem um jogador de golfe perfeito, mas tinha pais divorciados, fez faculdade em uma escola da qual eu nunca tinha ouvido falar, não era de matar de rir, não era baixinho e atarracado, e assim por diante. Por que Brad conseguiu? Ele se enquadrou em quesitos que eu não tinha testado antes: decente, inteligente, amoroso, gentil, interessante e incrivelmente dedicado a mim. Sim, este último era novo.

Nós escolhemos homens por um monte de razões parecidas com as que eles têm para nos escolher: atratividade e atração, o emprego, antecedentes familiares, fé, religião. Mas, compatibilidade íntima? Bem, isso é um assunto sério no início e nunca me ocorreu que pudesse mudar. É difícil nos imaginar, 20 anos depois, casados, com filhos, um emprego, uma casa e uma vida sexual bem medíocre. Na verdade, é difícil imaginar todos os tropeços na estrada à frente de um casal que possam afetar sua vida sexual: doença, desemprego, estresse, infertilidade, fertilidade, problemas financeiros, infidelidade, sucesso, idade. Vamos admitir: nós nunca sabemos o que a vida vai nos dar, e todas essas questões, e mais algumas outras, podem jogar um relacionamento para escanteio e tirar a intimidade de campo.

A maioria de nós não sabe disso, se casa assim mesmo e entra no pacto do casamento com expectativas improváveis. Sejam seus pais casados ou divorciados, ao que parece, muitos de nós estão lamentavelmente despreparados para tudo o que é necessário, esperado e negociado em um casamento. É uma tarefa complicadíssima, para a vida toda, o casamento; e que traz consigo o melhor e o pior para todos nós. Aconselhamento pré-nupcial parece um esforço nobre, e muitas igrejas, sinagogas e outros locais de culto exigem que se assista a algum tipo de curso para se casar lá. Mas houve momentos em que pensei que conselho físico poderia ter sido de maior valor. Quero dizer, ninguém realmente sabe que bola a vida vai atirar em nós.

Brad e eu tivemos aconselhamento pré-nupcial que consistia, entre muitas coisas, no Teste de Personalidade Myers Briggs, que desaconselho, especialmente se os convites já foram enviados. Quer dizer, quando descobre que você e seu futuro esposo não poderiam ser mais incompatíveis, já não é um pouquinho tarde? Não era exatamente o nosso caso, mas descobri que eu sou extrovertida e Brad, introvertido. A perspectiva importante que temos a partir desses testes é de que nos renovamos de formas diferentes. Aparentemente, estar perto dele (e de outras pessoas) me renova, enquanto Brad se renova... sem mim.

Fomos desencorajados a casar? Claro que não. Tínhamos a oportunidade do nosso lado: o casamento era uma coisa que tinha criado vida própria. Ele estava acontecendo, basta perguntar à minha mãe. E nós estávamos tão apaixonados que não deixaríamos eventuais diferenças nos atrapalharem – nós lidaríamos com elas, ora.

Pelo contrário, eles deveriam realmente ter feito um teste de compatibilidade sexual. Brad vai querer sexo e se ressentirá de ter de pedir. Eu não vou querer sexo após dois bebês e 50 horas de trabalho semanais, e me ressentirei de ter de fazer. Agora, conversem entre si...

Em vez disso, gostaria de sugerir Estágios de Casamento. Ao contrário de viver juntos antes de casar-se (o que ainda acho perigoso, apesar de minha opinião feminista sobre muitas coisas, porque falta permanência), você e seu noivo deveriam viver com outro casal. De preferência, em uma casinha modestamente mobiliada e com crianças pequenas. É como auditar uma classe. Você passa todos os dias observando esse casal navegar entre trabalho, casa, bebês, limpeza, a vida social e entre si. Às vezes, é ruim. Às vezes, é bom. Às vezes, é só a vida. É uma dose de realismo dura e próxima. Se, depois disso, você ainda estiver louca por seu parceiro e pela ideia de casamento, vá em frente.

Perguntei à minha mãe, uma vez, qual era o segredo para seu casamento longo e feliz. Ela respondeu, sem hesitação, que tinha conhecido o cara certo. Mas como você sabia, perguntei? "Não sei, querida, eu o amava. Muitas de minhas amigas achavam que tinham achado os seus também, mas era o cara errado".

Sorte no jogo, a mão de Deus, chame como quiser, ela estava grata por isso. Os pais de Brad também foram namorados de colégio e se divorciaram quando ele tinha dez anos, vai entender.

Naquela época, as pessoas tendiam a ficar perto de casa e casar jovens. Assim, você não sabe muito sobre o grande mundo que está perdendo quando se casou com *grande probabilidade de sucesso*, que se transformou em *bebe demais e não pára no emprego*. De certa forma, a vida é melhor se você não sabe quantas opções perdeu?

Hoje em dia, você vai para o acampamento, viaja todos os verões, vai para a faculdade, viaja para fora do país, faz vários estágios em cidades diferentes, tem vários empregos, novamente em várias cidades diferentes. Você tem amigos globais, experiências globais e uma vida amorosa global. Você está muito exposta, então como pode restringir suas opções e escolher a pessoa com quem você vai passar o resto da vida? É simplesmente demais. Opções podem acabar com a possibilidade de fazer escolhas básicas e racionais, que não irão assombrá-la mais tarde, até o fim de seus dias.

Minha amiga, Cindy, pensa que há muitas opções disponíveis para todos nós, e as pesquisas dizem que ela está certa. Aparentemente, o Wal-Mart pode ser uma opção ruim, enquanto gastamos exponencialmente mais horas tomando decisões de baixo impacto, porque há muitas opções. Escolhas burras que não necessariamente aumentam ou modificam nossa vida. Filtro solar, lencinhos umedecidos, xampu. E o escorredor de batata frita? Esqueça. Alguém se lembra do Charlie Chip Man? Ele circulava em um caminhão de Charles Chip, pintado de amarelo e marrom, e entregava uma lata de batatas na sua casa – sabor natural, churrasco ou creme e cebola. Certamente, seria o ideal de alguém. E se não fosse, nós passaríamos sem ele, de qualquer jeito.

Para alguns de nós, a vida reduz as opções. E, talvez, isso não seja assim tão mau. Todas as opções poderiam nos dar úlceras. Mas meu pai é um grande entusiasta das opções. Ele fez uma carreira desenvolvendo, aperfeiçoando e criando novas opções para si e para nossa família, organizando, planejando e construindo o futuro. O homem pode dar uma aula magna sobre opções.

Quando você se inscreve para a universidade, quer ter opções, ele me disse. Não embarque logo de cara, você sempre tem opções. Se você estiver procurando um emprego, fique com algumas opções. Quando você está em um emprego, mantenha-se concentrado e trabalhe bastante. Mas lembre-se de que sempre tem opções. Opções são uma espécie de recompensa. Trabalho duro, decisões inteligentes e comprometimento rendem opções. E ter opções significa que você não está preso. Preso em um emprego, preso em um lugar ou preso em um barranco. As escolhas são uma coisa boa. Mas o que dizer sobre estar preso no casamento? Casar-se é a antítese das opções. Casamento significa que você fez uma escolha e decidiu que não existem melhores opções. Mas, apesar de o casamento e as opções não combinarem, meu pai ainda era um fã da instituição.

Agora, aqui estamos, meu pai e eu, em pé no saguão da Primeira Igreja Batista, às 17h57, no sábado, 20 de junho de 1998.

Estou, como se poderia adivinhar, vestida de branco. Meu pai é bem bonito e está arrasando com seu *smoking*. As damas de honra já entraram. O trompetista, no balcão acima de nós, está preparando minha entrada dramática e minha mãe está na frente da igreja, com um dos três vestidos de mãe da noiva comprados para um dia que ela pensou que poderia nunca vir. E eu estou suando em um vestido de noiva caríssimo. A organizadora está ajeitando a cauda, e meu pai se vira para mim: "

— Você não precisa fazer isso, você sabe, querida. Basta dizer e vamos embora daqui — ele diz.

O QUÊ?

Quem é esse sujeito? Ele se parece com meu pai e soa como meu pai, mas meu pai, em seu perfeito juízo, jamais ofereceria à sua filha de 31 anos a chance de pular fora do casamento de seus sonhos e da festa de uma vida, *segundos antes de subir no altar*. Não na frente de todas essas pessoas, e não com ele. Ele deve estar cansado... ou bêbado.

Então, mais uma vez — O QUÊ?

— Eu só quero que você saiba que, não importa o que aconteça, você sempre tem opções.

Meus olhos estão tão abertos como as lindas rosas no meu buquê, muito pesado, e estou pensando se minha maquiagem está derretendo. Agora, eu acho que é melhor discutir as opções de um casamento antes que alguém já tenha dito que aceita, mas meu Deus, isso foi muito em cima da hora. Estou prestes a caminhar para o altar, declarar publicamente meu eterno amor a Brad e a promessa de acompanhá-lo – até que a morte nos separe. Se deveríamos ou não ter acrescentado cordeiro no buffet, esse tipo de opção sim, eu posso discutir.

Minha dama de honra está quase fazendo a volta. A organizadora está puxando meu braço e posicionando a mim e a meu pai na frente das portas duplas gigantes, que estão prestes a se abrir e revelar meu ser suado e derretido a todo o mundo – ou, pelo menos, para as 500 pessoas de pé na igreja. Sabe aqueles momentos em que as pessoas pensam que vão morrer, aqueles em que sua vida passa diante de seus olhos (e, às vezes, as pessoas desmaiam?) Bem, aconteceu comigo, sem a parte do desmaio. Tive *flashbacks* de minha infância (feliz), visões minhas nadando devagar sob a água, com meu cabelo todo revolto e ondulante em volta da cabeça (pacíficas), visões comendo bolo de aniversário (gostosas), visões de mãos dadas com Brad (alegres) e visões namorando (horríveis). Bem, essas visões de namoro foram o que me tirou desse estado. Eu sacudi a cabeça, dei um suspiro profundo, me centrei e pensei o que tinha acontecido naquele momento.

Então entendi. Percebi que, na verdade, meu pai estava simplesmente me dando um presente. Ele estava me dizendo que nenhum dinheiro gasto ou pessoas reunidas era mais importante do que minha felicidade. E até aquele minuto, aquele segundo, na verdade, não havia nada que não pudéssemos desfazer. Ele estava me oferecendo uma segunda chance, se precisasse. E naquele momento, eu me enchi de emoção por meu pai, o primeiro homem que amei. Mas eu não precisava desfazer nada. Na verdade, me senti realmente bem com essa opção. Então, o trompetista iniciou sua apresentação, a organizadora nos deu o sinal, as portas se abriram, olhei para meu pai e abri o melhor sorriso que tenho.

— Obrigado pela oferta, pai. Vamos lá.

Para outros, talvez o poder de escolha e melhores e novas possibilidades afastem suas escolhas anteriores. Por exemplo, por quanto tempo que você ama seu primeiro sofá, seu primeiro carro, seu primeiro emprego?

Coisas mais novas e melhores aparecem o tempo todo, e em nossa sociedade de consumo, é praticamente lei trocar o velho pelo novo. Então, pode parecer que você ainda está preso a uma escolha feita em 1992, quando era tão jovem e boba e, talvez, a vida sem seu marido pudesse ser muito, muito mais brilhante, feliz e *nova*?

E talvez isso seja assustador – apesar do compromisso que assumimos, na alegria e na tristeza, ainda há o pensamento de que nosso marido poderia acordar um dia e decidir que quer um *upgrade*.

Sabemos que isso acontece, mas não achamos que vai acontecer conosco, especialmente quando somos jovens, vibrantes e novos. Mas quando chegamos aos 40, bem, não estamos mais brilhantes e novos, apesar de os 40 serem os novos 30? E os casamentos que tínhamos certeza de que afundariam? Eles estão ficando cada vez mais fortes e muitos de nós já perdemos dinheiro em apostas. E casamentos que pareciam os mais fortes, de repente, implodem.

Trabalhar como relações-públicas tem seus momentos. De vez em quando, você faz algumas coisas realmente legais, como conhecer os seus atores favoritos – como Brooke Shields? Faz excelentes viagens – Dakota do Norte, por exemplo. Ou começa a coordenar fogos de artifício exagerados, espetáculos ou, até mesmo, implosões de edifícios. Recentemente, ajudei a demolir um velho Coliseu, em nossa própria cidade. Foi na verdade uma implosão; o Coliseu desabaria por dentro, de qualquer jeito, como resultado da pressão externa, maior que a pressão interna. Nesse caso, era a completa destruição de algo que antigamente significava alguma coisa. Será que somos todos a plateia de uma espécie de implosão de nosso casamento? Será que, às vezes, desabamos internamente por não suportar as pressões externas? Será que, de alguma forma, contribuímos para a destruição de algo que um dia foi útil?

Acredite ou não, é extremamente estressante implodir um edifício e trabalhamos o tempo todo para preparar a implosão de uma estrutura gigante, para que meu cliente possa construir algo brilhante, novo e útil. Trabalhamos meses e meses nessa estratégia de implosão. Onde estaria a plateia? Que VIPs apertariam o botão? O que dizer sobre o velho e o novo? Passou na ESPN, Fox News e mais de 700 estações em todo o país. Foi voyeurismo, em seu melhor momento – curto, doce e extremamente completo.

Nós implodimos o antigo espaço porque ele não era mais necessário, mas a verdade é que nós o tínhamos ultrapassado. Nós fazemos isso com os relacionamentos? Será que nós os implodimos também quando os ultrapassamos, e chegou a hora de seguir em frente? Claro que sim, principalmente quando somos jovens e nos falta maturidade e discernimento para valorizar as coisas que possuem a pátina gasta do tempo.

Segundo o release, havia 524 bananas de dinamite cronometradas para explodir em 52 tempos de 500 milissegundos, divididos em duas sequências executadas concorrentemente para reduzir o impacto da explosão. De forma geral, o processo tinha duração esperada de cerca de 13 segundos para ser concluído, jogando o telhado no chão e derrubando algumas das paredes. Em menos de um minuto, um prédio que levou anos para ser construído, foi reduzido a escombros. Quando os relacionamentos terminam, às vezes, as pessoas podem colocar apenas uma pequena banana de dinamite. Outros dizem que 524 explodem em milissegundos tão sutis que não sabiam que o relacionamento havia implodido até que se viram parados no meio dos escombros, esfregando a cabeça abalada por todo o processo.

Quando um relacionamento desmorona, o voyeur em nós escapa. Nós queremos saber, temos de saber: O que saiu errado? O que você fez? Como aconteceu? Por quê? Para alguns, é intrometimento vergonhoso. Para outros, é uma necessidade de saber para que possamos nos poupar dessa melancolia e tragédia – e ainda assim é de um intrometimento vergonhoso, não?

Mas mesmo se sabemos o que aconteceu e por que aconteceu, o que vamos fazer? Se conhecimento é poder, como vamos utilizá-lo para nosso benefício conjugal, se é que sabemos como? Você não tem de ser um pioneiro da vida conjugal para saber que infidelidade acaba com o casamento, por exemplo. Mas e os gatilhos e as pequenas bananas de dinamite que poderíamos evitar e que poderiam salvar nossa relação, um pouquinho a cada dia – temos o bom senso e a disciplina para não acionar esses gatilhos? Muitas vezes, penso sobre o dia de meu casamento, esperando com meu pai que aquelas portas pesadas da igreja fossem abertas e para que minha vida de casada oficialmente começasse. Eu poderia ter entrado no carro naquele dia e deixado o local, num outro tipo de implosão. Mas não fiz isso, porque eu sabia que este era o lugar onde eu queria estar.

Dia da Independência

— Seu aniversário foi bom, querido? — cantei, quando acordei em 4 de julho.

Rolei na cama, dei-lhe um beijo e peguei o roupão.

— Aonde você vai? — ele resmungou debaixo do travesseiro.

— Estou me levantando. É um dia lindo! Durma mais, se quiser.

— Acho que vou sim. Eu sei que é um novo dia, obrigado. Você poderia, por favor, não ficar tão feliz com isso? — e rolou para longe de mim.

Feliz é uma avaliação errada. Quero dizer, vamos lá, eu já fiz isso!

Ofereci intimidade a meu marido todos os dias, durante um ano, e *cumpri*! Meu primeiro dia de folga foi no Dia da Independência, 4 de julho – extremamente adequado. Deixem a liberdade soar, amigas! Isso marcou tanto o nascimento dessa viagem, como a independência que veio dela. Estava aliviada, estava embriagada, e estava realmente entusiasmada com a ideia de que não tinha de fazer sexo naquele dia! Quando iniciamos o acordo, eu não tinha certeza de onde acabaríamos depois deste *affair* diário. Quando acordei no mesmo lugar onde estava exatamente doze meses atrás, no meu quarto, na casa de meus pais, em férias nas montanhas, eu não estava emocionalmente no mesmo lugar. Eu tinha passado de "melhor, mais antenada esposa dos Estados Unidos" para o pensativo Professor Oz. "Bem, o que você aprendeu, Dorothy?" Minha mudança pouco tinha a ver com o fato de que eu estava livre do sexo diário. Eu estava explodindo de profunda satisfação por ter ido até o final dessa história, desse presente.

"Eu consegui, eu consegui, eu consegui", eu cantarolava enquanto andava pelo quarto naquela manhã. Brad sabia que eu estava satisfeita comigo mesma, mas eu não precisava esfregar isso na cara dele. Afinal, atingir o dia 366 do acordo não lhe deixava exatamente feliz. Mas há algumas questões, como as crianças que crescem ou os cabelos brancos, que ocorrem independente de meu nível de envolvimento. E depois, há coisas que exigem que eu faça meu trabalho, como aprender a tocar flauta, obter um diploma do colégio, casar e dar esse presente. E tenho de dizer que eu estava, realmente, muito orgulhosa de todo o meu trabalho duro. Entããão, "eu consegui, eu consegui, eu consegui!"

Fizemos da intimidade uma rotina, hábito, costume. Claro que nós conseguimos alguns lindos finais de semana a dois, sem filhos (como nossa fantástica visita aos vinhedos, em janeiro), que acrescentaram algum sabor e diversão, mas, na maioria das vezes, transformamos o ocasional em diário. E foi maravilhoso o namoro diário com Brad – mesmo após doze meses de habituais abraços, beijos e, sim, sexo. Claro que havia dias em que eu estava cheia de fazer sexo, estava cansada da mesmice, e só queria meu próprio espaço, ou eu realmente não me animava o tempo todo. Mas fiquei espantada ao descobrir que eu nunca estava cansada de Brad. De certa forma, era como se eu tivesse sido reapresentada a esse homem ótimo com quem tinha me casado.

— Charla, eu gostaria que você conhecesse a pessoa que jurou amar e honrar. Seu nome é Brad.

E do mesmo modo:

— Brad, esta é sua esposa, Charla. Você pode vê-la todos os dias, mas aqui está ela... com você, neste momento... sem distrações.

Tenho vergonha de admitir que, um ano atrás, havia dias em que eu me incomodava bastante com o que Brad estava ou não fazendo para melhorar como marido e pai e, realmente, não tinha tempo ou tolerância para ver Brad como pessoa. Mas este presente diário mostrou muitas camadas de surpreendente generosidade em mim. Em vez de me preocupar com o que eu não estava recebendo de Brad neste ano, tive de considerar, além da intimidade, o que mais Brad *não* estava recebendo de mim. Intimidade diária trouxe um pouco de humanidade a nosso casamento, que eu nem sabia que estava faltando. Sabe como aquelas máscaras de oxigênio são projetadas para cair do teto de um avião, se for necessário? Queria que algo assim pudesse acontecer em um casamento. Porque tal como nós podemos sofrer com a falta de oxigênio, casamentos podem sofrer com a falta de intimidade. E, como eu, você pode até não perceber, até que comece a ficar triste.

Alguns anos atrás, eu estava no shopping, trocando a bateria do relógio. Estava esperando, pacientemente, até me atenderem. Fui até a janela de segurança, nos fundos da loja, onde me entregaram o relógio em um saquinho de veludo preto. Procurei a carteira, e a vendedora colocou a mão em meu pulso e disse.

— Não vou cobrar hoje, apenas passe adiante.

— Como? — eu disse.

— Você sabe, passe adiante — Oh. Sim, era sobre aquele filme, e tenho de admitir que fiquei logo tocada, totalmente envolvida pela ideia de passar adiante simpatia e boa vontade. Na verdade, não acreditei que alguém tivesse me escolhido e me achado digna o suficiente para passar adiante, visto algo em mim que fez acreditar que eu poderia manter a tradição!

Quando saí da loja para o átrio do shopping, estava totalmente envolvida pelo momento. Eu queria muito passar adiante... naquela hora. Então, olhando ao redor, vi uma mulher em pé na frente do chafariz. Corri. Ela estava em pé na lateral do chafariz, segurando uma bolsa volumosa sob o braço. Era difícil dizer sua idade... era mais velha do que eu, mas definitivamente mais nova que minha mãe. Ela parecia estar à espera de alguém.

— Olá! — falei alto. Ela piscou duro e olhou para mim.

— Queria lhe dar um sorvete! — de novo, e provavelmente mais alto que eu queria. A senhora olhou em volta e puxou a bolsa para um pouco mais perto. Ela apertou os olhos, como se me conhecesse.

— Hum, não, obrigada.

— É sério — respondi. — Eu realmente quero comprar um sorvete para você... por que não vamos à praça de alimentação, e compro o sabor que você quiser?

A mulher olhou para mim como se eu fosse alguma doida do shopping. Eu realmente queria comprar o sorvete e parecia que daria tudo errado. Eu comecei a dizer a ela sobre como eu estava tentando passar adiante, porque a mulher da loja, que consertou meu relógio, foi tão generosa e eu não poderia quebrar a "corrente do bem". Eu continuei insistindo para que ela me deixasse comprar o raio do sorvete... ou, pelo menos, dar-lhe o dinheiro para que ela pudesse comprá-lo...

Ela saiu andando, e eu a segui por alguns passos, chamando e tentando pagar-lhe o maldito sorvete. No final, eu estava ali de pé, me sentindo abandonada pela humanidade, quando eu estava apenas tentando passar adiante.

Percebi que apesar de minhas boas intenções, ainda parecia que eu era alguma maluca do shopping (e, só por Deus, eu escolhi uma mulher de idade... imagine se eu tivesse abordado algum adolescente ou criança com meu plano malfeito?). Eu não tinha parado para pensar na proposta, e no que ela significaria. Em muitos casos, boas intenções sem a devida ponderação podem se transformar num problema ou numa situação embaraçosa, onde você pode ser preso... ou escoltado para fora do shopping.

Enveredar por esse acordo de intimidade diária não teria funcionado se não fosse planejado adequadamente. Embora eu soubesse que queria oferecer intimidade diária a Brad, tive de parar e pensar na logística, nas implicações, no planejamento e na programação, na promessa que eu estava realmente fazendo – e no que isso exigiria de mim. Eu estava passando adiante? Talvez. Embora o conceito de passar adiante envolva ajudar estranhos para o bem da sociedade global, eu estava trabalhando em casa, procurando meu marido para o bem de nosso casamento. Mas isso não torna o conceito menos pungente ou menos significativo.

Não sou ingênua o suficiente para pensar que a panaceia para todos os males conjugais seja mais sexo. O que estou sugerindo é que a intimidade frequente, em uma relação estável, com o cônjuge ou parceiro que você ama e com quem se preocupa, traz uma espécie de conversão geral, ou, pelo menos, foi o que aconteceu comigo. Eu certamente estava comprometida com nosso casamento antes de fazer isso (como qualquer um teria de estar para embarcar numa jornada tão louca), mas eu nunca estive tão comprometida com Brad como marido e parceiro como durante este ano. A intimidade diária me forçou a isso. Até o ano passado, eu lhe teria dito que um relacionamento íntimo regular é uma coisa agradável de se ter – é o glacê do bolo de um grande casamento. Agora não. Intimidade regular em meu casamento agora é um requisito. Eu não valorizava o que Brad realmente precisava nesse tipo de intimidade, e não tinha a menor ideia do que *eu* estava perdendo. Quase todos os dias, durante um ano, investi em uma conexão física que retornou em considerações emocionais – nós nos comunicamos melhor, falamos mais, nos divertimos (entre os lençóis e fora deles), e fomos companheiros mais ligados. É inegável que este poderia ser o melhor ano de nosso casamento... até agora.

A vida pode ser dividida em partes: primeira infância, infância, idade escolar, universidade, vida profissional, casamento, maternidade, aposentadoria, mas cada um de nós tem momentos que marcam a nossa vida e definimos um ano ou uma década. Os anos 1980, para mim, foram cabelo ruim e música brega. Os 1990 foram sobre como se tornar um adulto e viver sozinha. O início dos 2000 foram sobre começar uma família. Mas o ano em que fizemos 40, hum, como vou querer lembrá-lo?

No verão em que fiz 14 anos, cheguei em casa de um acampamento. Voltar de um acampamento pode ser deprimente. De certa forma, você está feliz por estar em casa, dormir em sua própria cama e estar com suas coisas. Por outro lado, o acampamento de verão é muito mais divertido do que ficar com seu irmão de dez anos na piscina, esperando todos os seus outros amigos voltarem para casa do acampamento de verão. Meus pais me buscaram no estacionamento da igreja, colocaram minha roupa suja no porta-malas e eu entrei no carro.

— Oi. O que aconteceu enquanto eu estava fora? — perguntei. Meus pais viraram a esquina, se entreolharam e, em seguida, olharam para mim.

— Bem, agora nós temos tevê a cabo — disse meu pai.

— E sua prima Denise levou um tiro — acrescentou minha mãe.

Nossa. Isso foi estranho. Eu sabia que havia um jeito certo de reagir, mas minha cabeça não estava seguindo a conversa, eu acabava de sair de um acampamento de 50 horas, em duas semanas, tinha uma alergia da água nojenta do lago, e meu xampu tinha acabado na metade do acampamento.

— Ela está bem?

— Hum, sim. — eles responderam.

— O que aconteceu?

— Alguém invadiu a casa e atirou nela.

Quer dizer, isso parece um caso ruim de "Andy Griffith". Exijo que Andy e Barney vão a fundo nisso, agora! Foi tão estranho e obviamente perturbador. Eu, pessoalmente, nunca tinha conhecido alguém que tivesse levado um tiro antes (mal sabia eu que iria levar um tiro de espingarda de chumbinho, em Nova York – que estranho isso). Era um território novo.

Aquele verão ficou conhecido simplesmente como "O Verão em que Denise Levou um Tiro". Facilmente, poderia ter sido "O Verão da MTEVÊ" porque realmente tínhamos tevê a cabo, e isso também mudava bastante a vida. Tornou-se um referencial emocional: um ano de iniciações – acampamento de Verão, tevê a cabo e pessoas que você ama se machucando.

Anos mais tarde, a época em que Brad e eu estamos tornou-se um referencial de escolhas, e eu senti que merecia algum tipo de nome. "O ano em que salvamos o casamento"? Não, besteira – as coisas estavam indo bem, pelo menos eu achava, até que melhoraram. "O ano em que transamos até cansar?". Exagerado e aplicável apenas a mim. "O ano em que Brad andou com um sorriso idiota estampado no rosto?". Talvez... "O ano em que a esposa perdeu o juízo". Não, temos de guardar este para mais tarde, talvez quando eu fizer 45 anos. "O ano em que Charla descobriu o segredo de seu casamento." Humm, pode ser por aí.

Mas apesar de minha dancinha de comemoração, eu me preocupei com o que poderia *eventualmente* ser de nós como casal, depois da intimidade diária por um ano. No final, ainda estamos na média, um casal de meia-idade que ainda está suscetível aos altos e baixos da vida. Quer dizer, não é como se pudéssemos transar todos os dias *eternamente*... não é? (A resposta é não, não, não, não!) Tivemos de descobrir o que podíamos fazer em seguida.

Brad e eu começamos como um casal bastante afetado. Quando ficamos noivos, sentimos uma grande autossatisfação. "Somos diferentes", dissemos a nós mesmos. Nós não seríamos como outros casais que brigavam o tempo todo, dizíamos, enquanto ouvíamos outro casal brigar. Nós não seríamos como outros casais que se sentam em silêncio nos restaurantes, dizíamos enquanto víamos um casal sentado em silêncio. Não seríamos o casal cujo mundo girava em torno das crianças que vão para a cama às 18h30... argh, nós, não. E certamente não seríamos um casal que, devagar e sempre, se distancia de uma vida de intimidade porque nossa vida sexual é ótima! Não, nós nos considerávamos jovens esclarecidos, seríamos diferentes. Nós nos respeitamos muito para ter um casamento qualquer. (Deixa para as risadas.)

Ninguém quer ser o casal que briga o tempo todo, ou que se senta em silêncio em um restaurante, ou que derruba tudo – até mesmo amigos e familiares – para colocar o bebê na cama antes de anoitecer. Nenhum de nós quer um mau casamento ou uma relação espinhosa com o cônjuge. Ninguém tem a intenção de negligenciar um casamento e ninguém quer se casar e ter pouca ou nenhuma intimidade. E, muitas vezes acontece, às vezes quando não estamos olhando, e às vezes bem diante dos olhos. E é quando você percebe que ser casado é, realmente, uma forma de submissão. Passei de metida a submissa em cerca de 365 dias – o mesmo tempo que durou este presente diário. É um teste de realidade pensar nisso. Fui percebendo que não só NÃO sou diferente de ninguém como também que tenho dor, gargalhadas e *humor* igualzinha a todo mundo. Perdi o contato com meu marido e em muitos momentos as crianças vieram em primeiro lugar, em muitas noites caí na cama exausta e esgotada.

Então, de volta ao dr. Oz. Minhas amigas estão morrendo de curiosidade: O que eu aprendi? O que vou fazer diferente, agora que "eu sei"? Mesmo não sendo uma terapeuta ou especialista conjugal, marquei um ponto para o time feminino ao longo deste último ano. Claro, houve alguns incríveis benefícios pessoais, mas o que aprendi era muito importante para não compartilhar, mudava muito a vida para guardar só para mim. Passei um ano nas trincheiras da intimidade, amigos. Foi quente, morno e, muitas vezes, era muito repetitivo.

Isto é o que sei: descobri que, apesar da vida corrida, ainda *tenho* tempo para intimidade regular de qualidade. Se consigo montar 24 surpresinhas para uma festa de aniversário, lavar quatro máquinas de roupas, responder a alguns e-mails, tomar banho, esvaziar a lava-louça, fazer uma teleconferência e arrumar todas as camas antes de levar meu filho à escola, consigo dar um jeito de ter 20 minutos para namorar Brad. Eu tenho tempo para intimidade de qualidade porque preciso disso tanto quanto Brad.

E, às vezes, mesmo quando estou cansada, ou não estou com vontade naquele momento, ou distraída por uma dúzia de outras coisas, não posso pensar demais se quero, se devemos e o que eu vou ganhar com isso. Eu só preciso dizer *sim*. Eu só preciso colocar minha calcinha de mulher adulta e ter intimidade com meu marido. E percebi que ele fará o mesmo por mim. O cabo-de-guerra diário do casamento não começou em minha época, e sim quando Eva estava oferecendo uma tigela de frutas a Adão, porque são necessários dois. Eu me casei com uma pessoa com sentimentos, desejo sexual e vontade de se conectar. Eu aceitei isso, portanto, não posso ficar surpresa ou ressentida quando Brad quer alguma coisa, mesmo que não seja minha prioridade. E não tenho só de participar, eu preciso procurar e levar a sério.

No entanto, apesar de meu desempenho fantástico neste ano, não posso me deitar sobre os louros. Eu percebi que enquanto fiz sexo com meu marido quase todos os dias DURANTE UM ANO, isso não conta para o ano seguinte. Lembre-se da equação tempo/valor... Meu relacionamento do cotidiano é tão bom quanto meu último pacto. O que está certo, porque isso faz Brad realmente feliz como uma criança. Se você quiser saber como seria uma Disney World de adultos (e não digo isso por grosseria), faça sexo com seu marido com mais frequência. Brad ficou praticamente bobo – só um chapéu com orelhas do Mickey faria a imagem mais perfeita.

Nossa casa não é mais cheia de tensão, porque já não estamos negociando silenciosa ou verbalmente se vamos fazer sexo hoje, nesta semana, ou no mês. Estamos muito mais relaxados e confortáveis, e para toda mulher casada, a ideia tem de ser um enorme aliviador de estresse. Brad gosta de pensar que há menos urgência no lado dele, e penso que há menos pressão sobre mim. Nós dois sabemos que a intimidade agora faz parte da paisagem de nossa relação e estamos aliviados.

Você pode pensar que essa tensão passada levou a alguns confrontos sérios, mas é engraçado: antes do acordo, Brad e eu não brigávamos muito, e quando o fazíamos, não funcionava muito bem. Não quero dizer que não havia conflito, era apenas conflito em fogo baixo, como para fazer ovos cozidos. Isso se devia principalmente à natureza passivo-agressiva de Brad, a seu ardente desejo de paz e à minha frustração crônica por após todos esses anos ele não conseguir ler minha mente. (Por exemplo: como ele não sabe que estou totalmente estressada com este compromisso na igreja, e só preciso que ele vista as crianças e saia com elas JÁ!?) Não é que ele tenha cedido até simplesmente desligar, ligar o piloto automático e voar abaixo de minha tempestade de fúria. Eu assumiria meu modo silencioso, e depois de algumas horas ou alguns dias, nós estaríamos exaustos. Esfriados os ânimos, eu o forçaria a conversar sobre minha queixa e barganharíamos alguma solução fraca.

Às vezes, tentávamos "discutir as coisas", mas a verdade é que eu recebo críticas melhor do que ele. Acho isso muito engraçado, porque eu quase nunca levo a melhor sobre Brad, e a maior parte delas é besteira, embora útil. Vamos ver, minha letra é mais bonita, eu embrulho presentes melhor... Eu sei cozinhar (o que é muito, muito importante para nós todos), sou multitarefa, que é o melhor deles (mas isso é simplesmente um dom feminino)... e recebo críticas muito melhor. E não é que eu receba bem todas as críticas, só as dele, quando me transformo praticamente em madre Teresa.

Brad acha que a crítica é uma acusação de seu caráter, e isso o ofende no âmago de seu ser (lembre-se, falar sobre pelos no nariz era quase motivo de disputa). Ele se sente realmente ferido. Eu descobri que, se me antecedo a algumas críticas com palavras de apoio, a coisa melhora. Funciona assim: eu coloco as mãos suavemente sobre seus ombros e o olho profundamente. "Quero te dizer uma coisa, mas não quero que você se assuste. Não quero me divorciar por causa disso, e não te amo menos por isso... mas você poderia fazer o favor de considerar não colocar as sobras de grama numa lixeira sobressalente para formar composto em nossa garagem fechada, porque o composto gera vermes e um cheiro muito ruim?", daí eu o abraço e, em seguida, digo em voz alta: "Eu te amo".

Às vezes funciona, às vezes não, e ele, sarcasticamente, me lembra que talvez eu deva estar agradecida por alguém aqui cuidar do jardim de vez em quando.

Mas nosso acordo diário me obrigou a não ficar zangada com Brad. Acredite, eu não consigo. Eu acho que Brad – e provavelmente a maioria dos homens – ainda conseguiria transar, mesmo se houvesse alguma briga se formando. Quer dizer, não existem alguns bons filmes baseados na premissa do sexo de reconciliação? Eu não poderia transar nunca, se estivesse irritada com alguma transgressão conjugal. Imagine um momento de intimidade com alguém que momentos antes fez/disse algo que lhe incomodou muito. Veja, isso não funciona, não é?

Não haveria sexo se eu estivesse muito zangada com alguma coisa. Eu não consigo, e nós sabíamos disso. Então, fomos obrigados a ser simpáticos e agradáveis para que nossos momentos de intimidade fossem verdadeiros, genuínos e realmente consumados. Como o acordo com Brad progredia, percebi que tinha me transformado numa amante, não numa concorrente. Ha! Trocadilhos bregas à parte, isso é digno de nota, porque eu tinha de estar em meu melhor comportamento o tempo todo, não apenas a portas fechadas. Devo admitir que não estava contando era com ter de ser simpática *o tempo todo*. Novo território...

Então, em consequência do que eu pensava ser um gesto extremamente generoso de intimidade diária, acabei dando ainda mais – algo que eu não pensava ser remotamente possível 365 dias antes: Eu me transformei numa esposa mais graciosa. Tornei-me uma esposa mais gentil por causa de todas as coisas que essa experiência me forçou a fazer e pensar durante o dia. Não só na logística, embora ela fosse importante, mas que precisávamos trabalhar para ficar bem uns com os outros para que (bem, na verdade, eu) pudéssemos namorar em paz. Eu estava mais pensativa, mais atenta, mais gentil no tratamento com Brad porque eu sabia que a regularidade exigia que eu estivesse bem emocionalmente.

Antigamente, as estrelas poderiam se alinhar em nosso favor: um grande dia com Brad levaria a uma grande noite com Brad, que levaria a um ótimo acordo íntimo com Brad. Acidente ou não, uma coisa boa levou a outra, e acabamos com um bom vínculo íntimo. Mas, no ano passado, eu mesma tive de alinhar as estrelas. Eu não podia contar com a sorte, com um momento livre ou, vamos falar a verdade, com um bom vinho. Aprendi que intimidade para toda a vida requer um acolchoamento de bondade e consciência que nos permita chegar a um lugar seguro, acolhedor e íntimo.

Algumas pessoas adoram fazer pães e bolos, porque têm tudo a ver com precisão. Há pouco espaço para a improvisação, porque assar é realmente uma ciência. Um bolo cresce porque todos os ingredientes da receita trabalham juntos em proporções exatas. Se você seguir uma receita de bolo meticulosamente, medir com *precisão* os ingredientes e segui-la com disciplina, conseguirá o bolo perfeito. Como disse uma vez uma amiga que faz pães: "Assar não é tão difícil ... você só tem de prestar atenção e sempre, sempre siga as instruções".

E também há a arte de cozinhar. Cozinhar é um pouco mais tranquilo, permite um pouco mais de criatividade, é aberto a interpretação. Todos nós, provavelmente, começamos um prato com os mesmos ingredientes básicos, mas depois contamos com nosso julgamento e gosto pessoal para terminá-lo, conforme nossa preferência. Bem, você sabe aonde isso vai dar...

O casamento é, naturalmente, mais parecido com cozinhar. Estamos todos trabalhando na mesma receita, mas vamos improvisar, inventar e criar algo que seja bom para nós. E se eu amo pimentas, você talvez não goste tanto. Então, para colocar dois indivíduos em um relacionamento empenhado e combinar necessidades e expectativas em algo que tenha o sabor certo, só posso dizer que não tem receita.

Mas minhas amigas estão à procura de números. Moças gostam de referências. Devemos malhar de três a cinco vezes por semana, devemos comer de duas a três porções de frutas todos os dias, alguns copos de vinho tinto na semana, corte e tintura a cada oito semanas, mamografia e papanicolau anuais. Números fornecem um ponto de referência contra o qual podemos medir a nós mesmas, nossa saúde, nossos esforços... mas e nossos relacionamentos? Existe uma receita perfeita, por exemplo: quanto sexo é suficiente para manter seu casamento e seu parceiro felizes? Então, aqui vai minha receita para fazer sua intimidade ficar boa. O número mágico é... rufem os tambores, por favor...

O dobro do que você está fazendo agora.

É isso mesmo. Quantas vezes estiver transando, dobre esse número. E em seis meses, dobre novamente. A intimidade com o marido deve estar no topo da lista o tempo todo, e se estamos fazendo alguma maluquice, como duplicar a quantidade de sexo, isso significa que estamos forçando a prioridade, e ela vai sempre estar no topo da lista. (E para todas aquelas que fazem pães que quiserem a medição exata... bem, desculpe-me, mas vocês terão de descobrir sozinhas.)

E, se parece loucura, não se preocupe com isso. Quer dizer, o que eu sei sobre isso? Eu sou só uma doida que quis transar com o marido por um ano... claro que estou enganada.

Recentemente, vi em um filme que a razão pela qual nos casamos é de que precisamos de alguém para testemunhar nossa vida. Porque precisamos de alguém que testemunhe nossa vida, nossas experiências e o fato de que realmente estivemos aqui. Intimidade regular com Brad é um testemunho próximo e pessoal, e é a prova de que não só estivemos aqui, mas que estivemos vivos... e muito juntos.

— Então, feliz aniversário, querido. É sério — saúdo meu marido no final de um dia inteiro de comemorações da Independência, e o beijo suavemente.

— Obrigado, querida. Este foi um grande dia e um ótimo ano. Eu te amo — Brad disse. — Que tal subirmos para um pouquinho de A-M-O-R—?

Pois é, que tal!

Epílogo

Cara leitora:

Sempre fico incomoda quando ouço uma história realmente boa (e espero que essa seja sua opinião sobre esta história) e ainda fico em dúvida. Alguns críticos literários poderiam dizer que é exatamente isso o que a torna uma história boa: deixar o leitor com perguntas sem resposta, fazê-lo pensar, mantê-lo acordado à noite com a pulga atrás da orelha. Mas quem precisa disso, meninas? Nós todas precisamos de sono agora, não? Além disso, às vezes, preciso simplesmente de todas as coisas amarradas com um lacinho, para que eu possa passar para frente. Conclusão, mesmo que pouco, é uma coisa boa.

Portanto, aqui estamos, Brad e eu, hoje.

Em primeiro lugar, devo informar que não estamos fazendo sexo todos os dias. Foi divertido por quase todo um ano (maio, lembra?), Mas, infelizmente, leitoras, não foi um trabalho de longo prazo nem para mim, nem para Brad. Eu acho que Brad foi perfeito quando disse que "sexo todos os dias não é um modelo sustentável, nem sexo raras vezes".

O que leva ao segundo ponto.

Também fico feliz em informar que somos muito mais íntimos do que "raras vezes". E isso é muito, muito bom para nós. É aconchegante, divertido e uma oportunidade para o diálogo relativamente confortável sobre o elefante branco chamado intimidade. Em tempo: Brad e eu discutimos nosso "cronograma de intimidade" revisto, depois do final de nossa programação diária, em julho.

— Acho que devíamos agendar: que tal segundas, quartas e sextas? — ofereci, com meu lado planejador aflorado e minha mão preparada para escrever a lápis um pequeno "s" em todas as segundas, quartas e sextas. Tínhamos decidido que três, talvez quatro vezes por semana seria um bom número.

— Acho que deveríamos simplesmente ver o que acontece — Brad respondeu. — Após um ano de sexo diário, um pouco de espontaneidade seria uma boa ideia.

Bem, ele tinha razão. Um pouco de liberdade, no departamento amoroso, seria *uma* mudança. Intimidade diária durante os últimos 365 dias colocou o sexo no topo da lista, com certeza, mas ofereceu poucas chances para a impulsividade.

MAS eu sei que o poder da intenção pode ser maior do que o poder do impulso (que é por isso que exercitar o impulso não funciona para muitos de nós, certo?). Então, nós criamos um pouco de intimidade híbrida. Brad segue a espontaneidade e eu vou secretamente marcando oportunidades para garantir que continuemos em dia. Até agora, parece estar funcionando – sem tensão, sem constrangimento, sem perguntas sobre quando ou se vamos "fazer" nesta semana. Brad pode iniciar alguma coisa depois de um bom jantar fora, e eu poderia procurá-lo durante um comercial de "Project Runway". "Não transamos desde segunda-feira... está a fim?". Tudo de bom.

Terceiro, estamos felizes. Mesmo que eu não ache possível estar no sétimo céu a cada minuto, de cada dia (a menos que você esteja tomando um coquetel Vicodin e Chardonnay, ou algo assim), somos um casal mais feliz, mais ligado. E embora eu dissesse que nosso casamento estava bom antes, esse tipo de experiência conjunta foi transformador. É como escalar uma montanha nunca antes escalada. Eu simplesmente não tinha ideia de como seria bonita a vista. Estou mais aberta à intimidade, e Brad não precisa mais barganhar, porque temos um melhor conhecimento mútuo das necessidades e prioridades. E quando você entra nesse tipo de projeto, não é tão difícil ter ajuda para lavar a louça, controlar as crianças e abastecer os carros.

E, finalmente, o que me levou a escrever um livro sobre isso?

Bem, eu certamente decidi escrever um livro sobre a intimidade diária com meu marido. Sou uma mulher de meia-idade, mãe de duas crianças, que trabalha meio-período e mora longe do centro da cidade. Não há nada remotamente especial sobre mim (certamente você já deve saber disso), exceto pelo fato de que posso fazer um jantar especial e dizer que eu tentei fazer sexo todos os dias durante um ano com meu bondoso marido, que estava muito feliz em corresponder. Eu nunca escrevi um livro antes, não sou jornalista profissional, nem graduada em letras. Eu já publiquei alguns ensaios na imprensa local, mas foi para revista da Liga Junior, que significa que escrevi de graça. E, embora eu tenha descoberto neste processo que quase metade dos Estados Unidos gostaria de escrever um livro, nunca, em um milhão de anos, achei que escreveria sobre intimidade. Vamos lá! Muito menos, é claro, meus pais pensavam que eu faria isso. Na verdade, quando eu (finalmente) dei a notícia a eles, minha mãe exclamou com deleite: "Eu só imaginava que um dia você escreveria um livro infantil!". Hum, não exatamente, mãe, mas obrigada pelo voto de confiança. Meu pai? Bem, ele está digerindo o assunto.

Mas ao longo do ano fiquei tão surpresa como essa experiência repercutiu entre as mulheres com quem tenho falado que realmente me senti inclinada a partilhar minha experiência. Parece que todas partilhamos as mesmas frustrações, desafios e problemas quanto ao sexo e à intimidade com o marido. Jean Anouilh disse: "Para dizer sim, você tem de suar, arregaçar as mangas e colocar a mão na massa. É fácil dizer não, mesmo que dizer "não" signifique a morte".

Bem, depois de tudo o que foi dito e feito, essa foi minha resposta. Eu disse sim a meu marido por um ano e coloquei a mão na massa de meu casamento.

Charla Muller
19 de novembro de 2007

Este livro foi impresso pela Prol Editora Gráfica
para a Editora Prumo Ltda.